T0194105

Unser Baby im Ultraschall

Michael Burger

Unser Baby im Ultraschall

Ein Begleiter für werdende Eltern

Mit 101 Abbildungen

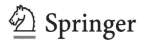 Springer

Michael Burger
Mödling (bei Wien)
Österreich

ISBN 978-3-662-53457-1   ISBN 978-3-662-53458-8 (eBook)
DOI 10.1007/978-3-662-53458-8

Die Deutsche Nationalbibliothek verzeichnet diese Publikation in der Deutschen Nationalbibliografie;
detaillierte bibliografische Daten sind ism Internet über http://dnb.d-nb.de abrufbar.

Umschlaggestaltung: deblik Berlin
Illustration Cover: Eva Burckhardt, Berlin, Abbildungen
Zeichner: Claudia Styrsky, München

Gedruckt auf säurefreiem und chlorfrei gebleichtem Papier

Springer ist Teil von Springer Nature
Die eingetragene Gesellschaft ist Springer-Verlag GmbH Deutschland
Die Anschrift der Gesellschaft ist: Heidelberger Platz 3, 14197 Berlin, Germany

Vorwort

Schon wieder ein Schwangerschaftsbuch! Ja schon, aber eigentlich auch nicht! Denn dieses Buch ist das erste im deutschsprachigen Raum, das werdenden Eltern den Ultraschall in der Schwangerschaft beschreibt und erklärt.

Viele Schwangere und ihre Partner und Partnerinnen berichten mir beim Schwangerschafts-ultraschall, dass sie kaum gute Informationen über diese Untersuchungen finden. Die Foren im Internet scheinen keine große Hilfe zu sein, die einschlägigen Fachseiten sind zu speziell und voller Fachausdrücke.

Ultraschall ist eine der wenigen bildgebenden Untersuchungen, die mit »bewegten Bildern« wie im Film und nicht mit Standbildern, ähnlich den Röntgenbildern, arbeiten. Das macht die Vorstellung, was momentan auf dem Bildschirm zu sehen ist, nicht leichter. Mit diesem Buch und seinen Bildern und Erklärungen soll sich das ändern.

Ultraschall ist ein wesentlicher Teil der Betreuung von Schwangeren geworden, unabhängig davon, ob es Basisuntersuchungen bei ihrer Fachärztin oder weiterführende spezialisierte Unter-suchungen sind. Darüber hinaus schafft der Ultraschall für viele Paare auch den ersten, oft sehr emotionalen Kontakt zu ihrem Kind. Ultraschall trägt somit bereits früh zur Bindung zum ungeborenen Kind bei.

Also ermunterten mich Schwangere, endlich ein Buch über Ultraschall in der Schwangerschaft für Schwangere zu schreiben!

Das gewünschte Buch sollte die verschieden Untersuchungen praxisnah beschreiben, viele Ultraschallbilder zeigen und die wichtigsten Bildeinstellungen einfach erklären – das Ganze möglichst ohne Fremdwörter und leicht zu lesen. Dann sollte noch erläutert werden, wozu Ultra-schall überhaupt gebraucht wird und was er eigentlich kann. Außerdem sollten die wichtigsten physikalischen Grundlagen sowie die häufigsten Gerüchte und Mythen vorkommen. Hilfreich wären auch ein paar generelle Tipps für den Besuch bei der Ultraschallspezialistin. Am Schluss wäre ein Übersetzungsteil vom medizinischen Fachlatein zum Alltagsdeutsch ganz hilfreich. Wenn das kein »klarer Auftrag« ist …

Im Grunde müsste ich ja nur das niederschreiben, was ich täglich den Schwangeren erkläre und den werdenden Ultraschallexpertinnen in der Ausbildung versuche nahezubringen – wurde mir gesagt!

Klingt einfach, war es aber nicht immer, und das hoffentlich informative und trotzdem leicht zu lesende und zum Schmunzeln anregende Ergebnis halten Sie nun in der Hand.

Mit Ultraschall »infiziert« wurde ich nach dem Studium Anfang der 1980er Jahre durch einen meiner damaligen Chefs und Lehrer, Prof. Alfred Kratochwil, einer der großen Entwickler des Ultraschalls in der Geburtshilfe. Das war mir zu dieser Zeit als junger Spund natürlich noch nicht so bewusst, und damals war ich mir vollkommen sicher, dass ich ganz gewiss nie Frauen-arzt oder Zahnarzt werden möchte. Letzteres habe ich ja geschafft. Zu Beginn der 1990er Jahre arbeitete ich dann im Rahmen eines Entwicklungshilfeprojekts 3 Jahre lang als einziger Europäer in einem ländlichen Referenzspital für Geburtshilfe und Kinder unter 5 Jahre in Afrika – eine sehr bereichernde, intensive und schöne Zeit. Als ich nach Europa zurückkam, war ich durch und durch Geburtshelfer, und aus mir wurde wider Erwarten doch noch ein Frauenarzt, der aber seinen Platz im dunklen Ultraschall-Kämmerchen und im Kreißsaal fand. Inzwischen bin ich sicher, die für mich schönste Sparte in der Medizin gefunden zu haben. Ich darf beim Wachsen und Werden von neuem Leben dabei sein, und die Schwangeren kommen (meist) mit fröhlichem Gesicht in unsere Ambulanzen. Schwangerschaft ist keine Krankheit, sondern das Natürlichste der Welt.

Ganz alleine lässt sich ein Buchprojekt natürlich nicht angehen!

Danke an alle Schwangeren für ihre Fragen, ihre Freude und Begeisterung. Danke an alle Hebammen für unsere feine Zusammenarbeit und den erweiterten Einblick in ihre und der Schwangeren Sichtweisen, und danke an die ärztlichen Kolleginnen für ihre bewussten und oft auch unbewussten Anregungen über die vielen Jahre. Hier bitte ich gleich meine verehrten pränataldiagnostischen Kolleginnen um Nachsicht, wenn ich in diesem Buch nicht immer alles wissenschaftlich genau erörtert habe und da und dort Verkürzungen zugunsten einer Vereinfachung und Lesbarkeit gewählt habe. Es ist im speziellen Fall dieses Buches mit Absicht und ohne schlechtes Gewissen geschehen!

Danke an meine Familie, der ich gemeinsame Freizeit vorenthalten habe und die trotzdem sehr unterstützend und geduldig war. Ich habe aber die Blicke der Marke: »Musst Du schon wieder ein Buch schreiben« sehr wohl gesehen und auch die leisen Bemerkungen wie »dann reicht´s aber« nicht überhört. Ich werde versuchen, mich künftig an diese Empfehlungen zu halten.

Vielen Dank für die Betreuung dieses Projekts an die hoch professionellen Damen vom Springer-Verlag. Frau Dr. Sabine Höschele zeigte sich als Programmplanerin und Senior Editorin von Anfang an von der Idee begeistert! Sie hätte durch Desinteresse meine Familienfreizeit retten können, hat aber den Plan mitgetragen und mich geduldig und humorvoll durch die Manuskripterstellung begleitet. Mit der Zeichnerin Frau Claudia Stryrsky konnte ich bei den Entwürfen der Illustrationen viel schmunzeln – Sie werden beim Betrachten ihrer Zeichnungen ebenfalls lächeln. Als Projektmanagerin schaffte es Frau Ina Conrad mit freundlicher und beharrlicher Hand, dass ich meine Hausaufgaben meist rechtzeitig und vollständig abgegeben habe – viele meiner alten Lehrer würden sie für diese Fähigkeit bewundern. Frau Karin Dembowsky hat mit ihrem Lektorat den Text, falls er zu umgangssprachlich ausgefallen war, geglättet mit der tröstenden Bemerkung, ich würde das meist gar nicht bemerken. Natürlich habe ich es bemerkt, denn ihrer Arbeitsweise, einer Kombination aus Akribie und Leichtigkeit, ist es zu verdanken, dass sich mancher holpernde Satz jetzt ganz leicht und flüssig liest.

Ich wünsche mir, dass Ihnen dieses Buch Freude bereitet und dabei hilft, den Ultraschall in der Schwangerschaft besser zu verstehen. Das Buch soll Sie auch unterstützen bei den Entscheidungen, welche Untersuchungen für Sie und Ihr werdendes Kind die passenden sind.

Interessiert bin auch an Ihren Rückmeldungen, damit könnten Sie helfen, dieses Buchprojekt weiterzuentwickeln.

Ihnen wünsche ich nun viel Spaß beim Lesen und vor allem eine wunderbare Schwangerschaft!

Michael Burger,
Mödling (bei Wien), im Frühjahr 2017

Gendern und das leidige »Binnen-I« ...

Nach einigen Seiten beim Schreiben eines Buches oder Artikels kommt der gefürchtete Punkt mit der Frage: Soll, muss ich überhaupt – und wenn ja – wie kann ich »gendern«? Also wie schaffe ich es, Frauen und Männer gleichzeitig und gleichwertig – beides sollte bereits selbstverständlich sein – anzusprechen?

Was bei Vorträgen kein Problem darstellt, da der »Hörfluss« beim »gendern« kaum behindert wird, kann beim geschriebenen Satz schon viel mühsamer sein. Der »Lesefluss« wird durch das Ausschreiben der männlichen und weiblichen Form, die Großschreibung des letzten Buchstabens oder dem Binnen-I, dem sog. »Binnenmajuskel«, der laut Duden eigentlich verboten ist – empfindlich gestört. Also alles ziemlich kompliziert!

- Wie »gendern«?

Ich habe bei »Frauenärztin und Frauenarzt« noch einen guten Überblick, aber zum Beispiel »eineN sorgfältigeN und verständisvolleN UntersucherIn aufzusuchen«, wird zur Herausforderung und auch bei mir Verwirrung hervorrufen. Es gäbe dann noch im Angebot und zur Auswahl die »UntersucherInnen«, die »Untersucher/innen« oder die »Untersucher_innen«, fallweise Letzteres sogar mit »Binnen-I«

Wie das lösen? Am besten einfach und pragmatisch:

Dieses Buch wendet sich an schwangere Frauen und ihre Partner und Partnerinnen. Ohne Zweifel sind die allermeisten Schwangeren Frauen, zumindest ist mir noch nichts anderes bekannt. Die lesenden Männer mögen mir hier den Schwerpunkt auf Frauen verzeihen.

Alle Schwangeren sind Frauen!

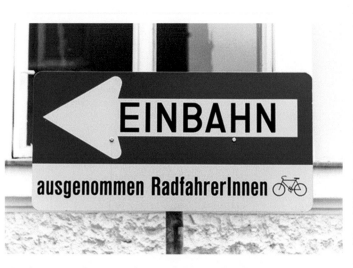

»Gendern«, soweit das Auge reicht ... (© Gina Sanders/Fotolia)

Im deutschsprachigen Raum sind über 50% der in den Ärztekammern eingetragenen Ärztinnen und Ärzte im Sonderfach der Frauenheilkunde und Geburtshilfe Frauen.

Beinahe 100% der im Kreißsaal oder bei der Hausgeburt begleitenden Personen sind Frauen, nämlich Hebammen. Es gibt nur einige wenige ausgebildete »Entbindungspfleger«, die im deutschsprachigen Raum arbeiten; so heißt nämlich das männliche Pendant der Hebamme in Deutschland und der Schweiz. Im österreichischen Hebammengesetz wird »Er« trotzdem als (der?) »Hebamme« bezeichnet – und nicht etwa »Hebammerich« oder »Hebammer«.

Fazit 100% der Schwangeren, fast 100% der begleitenden Fachkräfte und mehr als 50% des ärztlichen Personals sind Frauen. Was liegt näher, als auf das »Gendern« zu verzichten und in diesem Buch alles in der weiblichen Form zu schreiben.

»Hochoffizieller« Hinweis des Autors Männer sind in diesem Buch selbstverständlich und ausdrücklich (dort wo es passt) mitgemeint, jedoch wird aufgrund der einfacheren Lesbarkeit auf die männliche Schreibweise verzichtet! Trotzdem und auch deshalb viel Spaß beim Lesen!

Die meisten ÄrztInnen sind Frauen!

Fast alle Hebammen sind Frauen!

Über den Autor

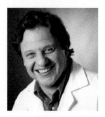 **Oberarzt Dr. Michael Burger, MSc**, ist seit über 30 Jahren erfahrener Geburtshelfer und spezialisiert auf Pränataldiagnostik. Er hat neben seiner medizinischen Tätigkeit noch zusätzlich psychosoziale Ausbildungen abgeschlossen. In beiden Disziplinen ist er als Ausbilder tätig und gibt sein Wissen in Seminaren, Fachpublikationen und Vorträgen weiter.

Inhaltsverzeichnis

IV   Ultraschall im 3. Trimester

Allgemeines zum Ultraschall

Kurze Geschichte des Ultraschalls

© Springer-Verlag GmbH Deutschland 2017
M. Burger, *Unser Baby im Ultraschall,*
DOI 10.1007/978-3-662-53458-8_1

Der Urknall

Die Geschichte des Ultraschalls ist, physikalisch gesehen, so alt wie die Geschichte des Universums, sie beginnt also mit dem Urknall (◨ Abb. 1.1). Schallwellen in allen Frequenzen gab es schon immer. In der Geschichte der Menschheit wurde aber oft nur das als Realität hingenommen, was der Mensch mit seinen fünf Sinnen schmecken, riechen, hören, tasten oder sehen konnte.

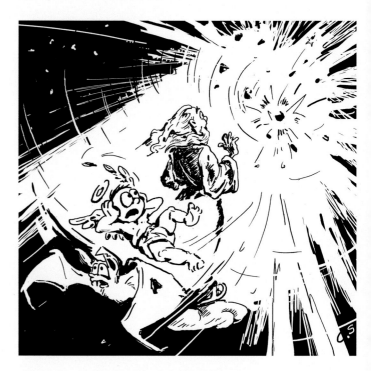

◨ **Abb. 1.1**   Der Urknall als Beginn des Ultraschalls …

Hörbereich des Menschen

Der Bereich, den Menschen hören können, ist physikalisch gesehen relativ klein, er liegt nämlich zwischen ungefähr 20 und 20.000 Schwingungen pro Sekunde. Die Einheit der Frequenz ist seit 1930 das Hertz (Hz), benannt nach dem deutschen Physiker Heinrich Hertz (1857–1897). Menschen hören also Frequenzen zwischen 20 Hz und 20.000 Hz bzw. 20 Kilohertz (kHz). Unter dem hörbaren Bereich gibt es den sog. Infraschall, darüber den Ultraschall und ab 1 Gigaherz (1 GHz = 1.000.000.000 Hz) den Hyperschall.

Der unter der menschlichen Hörschwelle liegende Infraschall ist ein Bestandteil der natürlichen Umwelt des Menschen und wird von vielen Tieren wie Elefanten, Giraffen oder Blauwalen als Kommunikationsmittel verwendet.

Gleiches gilt für den Ultraschall. Auch dieser ist in der Natur allgegenwärtig. Fledermäuse (◨ Abb. 1.2), Nachtfalter, Delphine oder Mäuse brauchen den Ultraschall für ihre Kommunikation, zur Orientierung oder bei der Jagd. Eine praktische Anwendung sind Hundepfeifen, deren Töne für Hunde gut und für Menschen kaum hörbar sind.

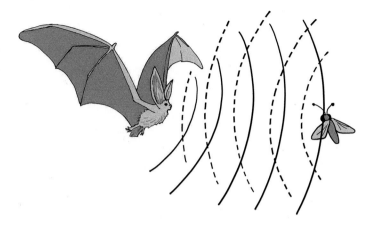

Abb. 1.2   Fledermäuse jagen mit dem Echoprinzip und setzen Ultraschallwellen als natürliches »Radar« ein

Die ersten Hinweise, die für die Nutzung von Ultraschall in der Medizin von Bedeutung sind, finden sich schon ca. 350 v. Chr. bei Aristoteles. Dabei geht es um das Echo. Aristoteles entdeckte, dass Schallwellen, ähnlich wie ein Ball, von einer Wand zurückgeworfen werden (🔲 Abb. 1.3). Sie kommen dabei zeitlich versetzt, in der Tonhöhe unverändert, aber in der Lautstärke vermindert zurück.

Aristoteles (350 v. Chr.)

Dieses Phänomen war damals nicht erklärbar, also wurde die Mythologie herangezogen, die schon zu jener Zeit in nicht leicht

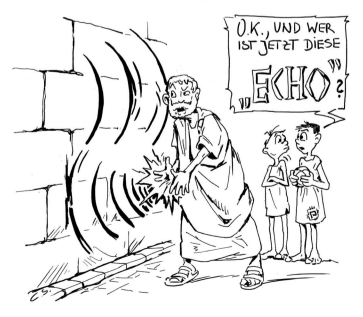

🔲 **Abb. 1.3**   Aristoteles entdeckt das Echo …

verständlichen Situationen sehr beliebte Erklärungsansätze zu liefern schien: Es war die Geburtsstunde der Nymphe Echo (griechisch: Ἠχώ).

Echo war ein junges, heiratsfähiges Mädchen und als Nymphe eine weibliche Gottheit im niedrigeren Rang. Sie wurde von Zeus beauftragt, seine Gattin Hera mit Geschichten zu unterhalten und abzulenken, um seinen außerehelichen Liebesgeschichten unentdeckt nachkommen zu können. Erwartungsgemäß flog das Ganze auf, und Hera bestrafte Echo mit dem Verlust ihrer Sprache, obwohl sie mit dieser Sanktion definitiv die falsche Person belegte. Echo konnte danach nur noch die jeweils letzten Worte wiederholen, die zu ihr gesprochen wurden.

Mythos von Echo und Narziss

Echo verliebte sich später in Narziss – einen jungen Gott – und konnte ihm wegen Heras Strafe, dem Verlust ihrer Sprache, ihre Liebe nicht gestehen. Bei einer Jagd traf sie Narziss endlich alleine an und versteckte sich im Gebüsch. Narziss hörte im Gebüsch ein Geräusch, vermutete dort einen potenziellen Gegner und forderte zum Kampf auf: »Lasst uns zusammenkommen!« Echo wiederholte, da sie dieses Angebot falsch verstand, glücklich die Aufforderung und versuchte, Narziss zu umarmen. Dieser wollte aber von ihr und ihrer Umarmung nichts wissen und wies sie grausam zurück. Echo war tief gekränkt, zog sich ins Gebirge zurück, verkümmerte dort, bis ihre Knochen zu Stein wurden und nur noch ihre Stimme blieb – als Echo.

Narziss hatte als eitler Geck nicht zu ersten Mal andere Personen mit seinem Stolz verletzt, sodass der Rachegott Nemesis ihn schließlich mit unstillbarer Selbstliebe strafte. Narziss verliebte sich dann in sein eigenes Spiegelbild, er wollte sich mit diesem auf der Wasseroberfläche eines Sees vereinen und ertrank.

Von der Geschichte von Echo und Narziss profitieren also nicht nur Historiker und Mythologen, sondern auch Ultraschalldiagnostiker sowie Psychotherapeuten, Psychiater und Psychologen, denn diese Erzählung stand u. a. Pate für die Namensgebung der »Echographie« und der »narzisstischen Persönlichkeitsstörung«.

18. Jahrhundert

Etwas »naturwissenschaftlicher« ging es im 18. Jahrhundert weiter. Der Naturwissenschaftler, Philosoph und Priester Lazzaro Spallanzani lehrte an der Universität von Bologna. Seine bedeutendste Entdeckung im Bereich der Physiologie war die Echoortung der Fledermäuse im Jahr 1768.

Zunächst vermutete er, Fledermäuse hätten besonders gute Augen, um sich in absoluter Dunkelheit wie z. B. in Höhlen orientieren zu können. Er ließ Eulen und Fledermäuse durch dunkle Räume fliegen. Die Eulen versagten bei dieser Aufgabe, die Fledermäuse kamen gut zurecht. Einigen Fledermäusen verband er danach die Augen (manche Quellen berichten über grausamerweise ausgestochene Augen), einigen verklebte er die Nasen (auch nicht besser) und einigen versiegelte er die Ohren (was ebenfalls nicht angenehm klingt). Nur die Fledermäuse mit versiegelten Ohren fielen zu Boden.

Fledermäuse und das Echoprinzip

Die Orientierung der Fledermäuse erfolgt mithilfe des Echoprinzips in für Menschen nicht hörbaren Frequenzbereichen. Sie senden über bestimmte Laute Schallwellen mit ca. 200 KHz aus, die also über dem 10-Fachen der menschlichen Hörgrenze liegen. Diese werden von der Umgebung, z. B. der Höhlenwand, reflektiert, von den Fledermäusen registriert und verarbeitet, sodass sich die Tiere im betreffenden Raum orientieren können (Echoortung; ◘ Abb. 1.2).

An den Ultraschall erinnerten sich die Physiker erst wieder zu Anfang des 20. Jahrhunderts, nach dem Untergang der Titanic im Jahr 1912 (◘ Abb. 1.4). Der deutsche Physiker Alexander Behm (1980–1952), der in der Stadt Mödling südlich von Wien ein Forschungslabor leitete, entwickelte ein Eisbergortungssystem mithilfe von reflektierenden Schallwellen. Dieses funktionierte zwar nicht besonders gut, das System konnte aber zur Messung der Tiefe des Meeresbodens verwendet werden. Behm meldete erfolgreich das Patent für sein Echolot an und gründete später die Behm-Echolot-Gesellschaft in Kiel.

Die Titanic und das Echolot

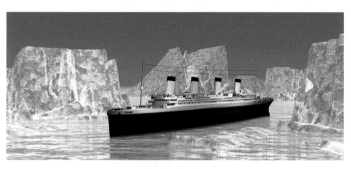

◘ **Abb. 1.4**   Der Untergang der Titanic war Anlass, über Echoortung zu forschen (© Elenarts/Fotolia)

Im Ersten Weltkrieg entwickelten der Franzose Paul Langevin und das Massachusetts Institute of Technology (MIT) parallel die Echoortung für den militärischen Bereich, um feindliche U-Boote effektiver aufspüren zu können (◘ Abb. 1.5). Wie leider so oft, kam es erst im Rahmen der Kriegsindustrie zu maßgeblichen Entwicklungen in der Wissenschaft!

U-Boot-Ortung

Paul Langevin hatte eine Affäre mit Marie Curie, der bislang einzigen Frau, die zwei Nobelpreise verliehen bekam, 1903 den Nobelpreis für Physik und 1911 den Nobelpreis für Chemie. Für das Verständnis des Ultraschalls war weniger diese Liaison als Curies Entdeckung des piezoelektrischen Effekts relevant. Dieser Effekt beschreibt, vereinfacht gesagt, dass mit elektrischen Impulsen Kristalle zum Schwingen gebracht werden können und diese Schwingungen sich als Schallwellen ausbreiten. Umgekehrt können Schwingungen von diesen Kristallen aufgenommen und in elektrische Impulse umgewandelt werden. Das stellt eine Grundlage für die heute verwendeten Ultraschallköpfe dar.

Deutlich pazifistischere Motive hatten Sergei Sokolov, der 1928 ein Ultraschallprüfverfahren für Materialien mittels Durchschallungsmethode entwickelte, und Floyd A. Firestone, der das erste Patent für ein Echomaterialprüfgerät für Feststoffe im Jahr 1942 erwarb.

1928: Feststoffprüfung

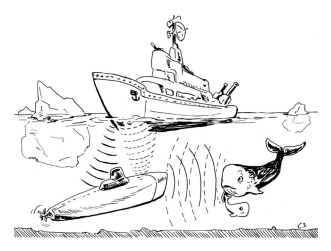

⬛ **Abb. 1.5**   Das Echolot als Ortung von Eisbergen, Meerestiefen und U-Booten

1949: Ultraschall in der Medizin

Der Österreicher Karl Dussik war der erste Mediziner, der Ultraschall ab 1938 in der neurologischen Abteilung in Bad Ischl diagnostisch einsetzte. Sein Bruder Friedrich, der Physiker war, unterstützte die Forschungen. Karl Dussik konnte als Erster die Hirnkammern darstellen, indem er den Kopf eines Patienten – Mund und Nase blieben, ähnlich wie beim Haarwaschen beim Friseur, im Trockenen – in ein Wasserbad steckte, von der einen Seite Ultraschall sendete und auf der anderen Seite die Signale auffing (⬛ Abb. 1.6).

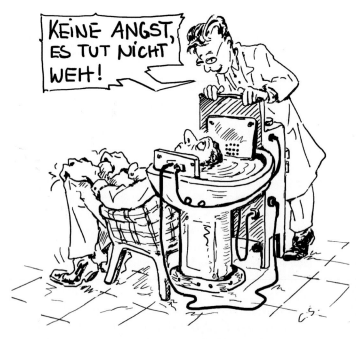

⬛ **Abb. 1.6**   Hyperphonographie der Hirnkammern

Er nannte das neue Verfahren »Hyperphonographie« und beschrieb es 1949 als » … neuen, aussichtsreichen Weg, der allerdings allein für sich weder bestehen kann noch soll. Er wird vielmehr als Baustein in das Gebäude der (Hirn-)Diagnostik eingegliedert werden unter steter Anerkennung des Primates der klinischen Untersuchung und Diagnostik.« – Ein kluger Ansatz und eine humanistische Sichtweise, die heute noch Gültigkeit für alle Ultraschalluntersuchungen hat bzw. haben sollte.

Der Radiologe Douglass H. Howry steckte daraufhin gleich den ganzen Patienten in eine mit Wasser gefüllte Tonne, die ursprünglich als Viehtränke gedient hatte. Dieses Gerät, das als *cattle tank scanner* in die Ultraschallgeschichte einging, nannte er Wasserbadscanner (◻ Abb. 1.7). Dabei ließ er motorgesteuert einen Schallkopf um den Patienten herumkreisen und Bilder des Bauchraums erzeugen.

1954: Wasserbadscanner

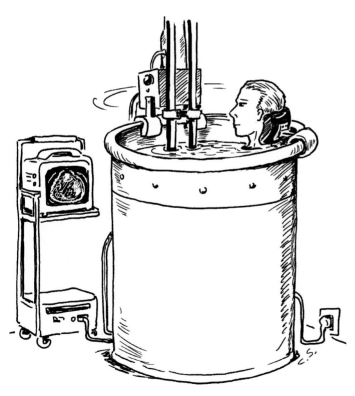

◻ **Abb. 1.7**   Wasserbadscanner – 1954

3 Jahre später, beim sog. Panscanner, konnte der Patient bereits auf einem modifizierten Zahnarztstuhl sitzen, während der Schallkopf in einem Halbkreis um ihn herumgeführt wurde (◻ Abb. 1.8).

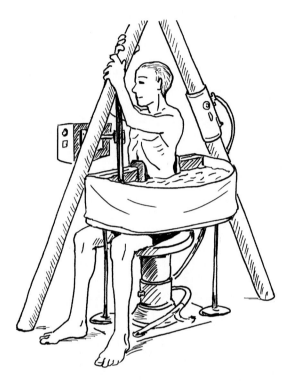

◻ **Abb. 1.8**   Panscanner – 1957

Der nächste Höhepunkt in der Geschichte des medizinischen Ultraschalls kam dann von einem Gynäkologen an der Universität von Glasgow. Der Schotte Ian Donald besorgte sich 1954 gemeinsam mit dem jungen Ingenieur Tom Brown aus einer in der Nähe liegenden Atomkesselfabrik ein Materialprüfgerät. Sie bauten es um und konnten erstmals gynäkologische Tumore und Schwangerschaften darstellen.

Ian Donald stellte als erster den kindlichen Schädel als drei Echolinien im Ultraschall dar. Beim Ultraschall auf der Ebene der Ohren war als erste Linie die Gebärmutterwand zu erkennen, dann der schallkopfnähere Schläfenkochen (D), dann in der Mitte die Linie, die die beiden Hirnhälften (M) trennt, und drittens der Schläfenknochen auf der schallkopfabgewandten Seite (P). Diese Ansicht ist vergleichbar mit der Ebene von einem Ohr zum anderen, wie sie Dussik knapp 15 Jahre vorher beim Erwachsenen dargestellt hatte.

Die Darstellung wurde A-Bild genannt und sah folgendermaßen aus (◻ Abb. 1.9):

1960: Das A-Bild

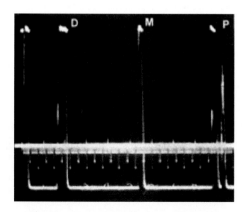

☑ **Abb. 1.9** Kindlicher Schädel im A-Bild – 1960. *D* und *P* entsprechen den beiden Schläfenknochen, *M* der Mittellinie im Gehirn

Nach 1957 war es nicht mehr notwendig, die Patientinnen in ein Wasserbad zu stecken, sondern der Schallkopf wurde bereits direkt auf die Haut aufgesetzt und mit der Hand bewegt – der sog. Diasonograph war erfunden.

Anfang der 1960er Jahre begannen die A-Bilder »zu laufen«, und es entstand der »M-Mode« (*motion*, Bewegung), der auch beim Erwachsenen heute noch im Herzultraschall (Echokardiographie) große Bedeutung hat. Das bewegte Herz des Kindes sah im ersten veröffentlichen Bericht 1964 wie folgt aus (☑ Abb. 1.10):

1964: Das M-Bild

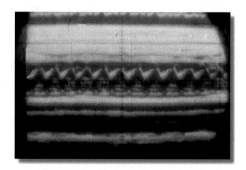

☑ **Abb. 1.10** Aufzeichnung der kindlichen Herzschläge im M-Bild – 1964

Viele weitere Pioniere wie Stuart Campbell in London oder Manfred Hansman in Bonn folgten. Einer von ihnen war auch Prof. Alfred Kratochwil an der Wiener Universität, einer meiner Lehrer, den das Thema ebenfalls sehr interessierte. Er kontaktierte Paul Kretz, der im kleinen Ort Zipf in Oberösterreich – auch bekannt durch seine ausgezeichnete Brauerei – Geräte für die Werkstoffprüfung für Eisenbahnschienen entwickelte. Kratochwil erbat von Kretz ein Gerät, das dem ähnelte, welches er in Glasgow bei Ian Donald kennengelernt hatte. Zu dieser Zeit wurde

1966: B-Mode

das sog. B-Bild-Verfahren entwickelt; das B stand für *brightness*, also Helligkeitsabstufungen. Diese Methode erlaubte deutlichere Bilder und näherte sich bereits der heutigen Qualität. Der kindliche Kopf, der im A-Bild nur aus drei Echolinien bestand, sah Anfang der 1970er Jahre schon folgendermaßen aus (◘ Abb. 1.11):

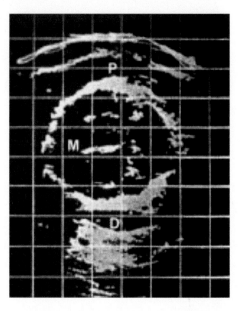

◘ **Abb. 1.11**   Kindlicher Schädel im B-Bild – 1966. *D* und *P* entsprechen wie in
◘ Abb. 1.8 den beiden Schläfenknochen, *M* der Mittellinie im Gehirn

1969: 1. Weltkongress für
Ultraschall

Kratochwil konnte in der Folge immer mehr Details bei Schwangeren erkennen und darstellen und war einer der Ärzte, die die diagnostischen Möglichkeiten in der Medizin, besonders in der Geburtshilfe und Frauenheilkunde, revolutionierten. Kratochwil organisierte 1969 den 1. Weltkongress für medizinischen Ultraschall in Wien.

Die Firma Kretztechnik spezialisierte sich daraufhin auf Ultraschallgeräte und wurde besonders durch die dort entwickelten Technologien – wie die Entwicklung einer Sonde, die durch die Scheide einsetzbar war, oder die dreidimensionale Bilddarstellung – weltweit führend und später von der Firma General Electrics (GE) übernommen.

Viele andere renommierte Industrieunternehmen entwickeln parallel höchstwertige Ultraschallgeräte für die medizinische Diagnostik. 1974 gelang die Darstellung des Blutflusses mittels Doppler-Ultraschall, 1989 wurde die dreidimensionale Anwendung der Darstellung eingeführt, und ein Ende dieser medizinischen und technologischen Erfolgsgeschichte ist nicht in Sicht.

Heute

Ein B-Bild eines kindlichen Schädels, ein Bild des Herzens im »M-Mode« und eine 3D-Darstellung des Gesichts sehen heute in etwa wie folgt aus (◘ Abb. 1.12, ◘ Abb. 1.13, ◘ Abb. 1.14):

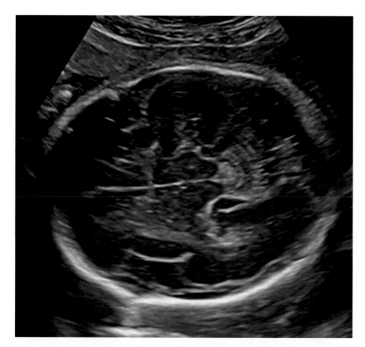

■ **Abb. 1.12**   Kindlicher Schädel im B-Bild, mit Details des Gehirns. (Used with permission of GE Healthcare)

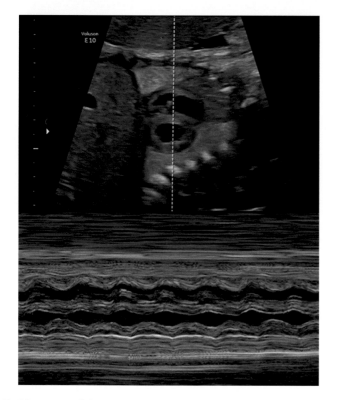

■ **Abb. 1.13**   Kindliches Herz im »M-Mode«. (Used with permission of GE Healthcare)

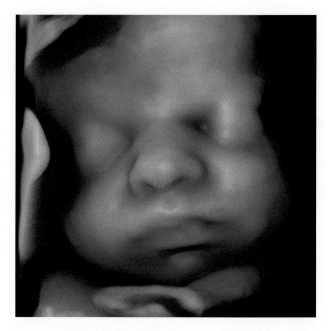

◘ **Abb. 1.14**   Kindliches Gesicht in 3D

Wie funktioniert Ultraschall?

© Springer-Verlag GmbH Deutschland 2017
M. Burger, *Unser Baby im Ultraschall,*
DOI 10.1007/978-3-662-53458-8_2

2

Ultraschall wird in der Medizin hauptsächlich zur Bilddarstellung von Organen im Körper eingesetzt. Es gibt auch andere Verwendungen wie z. B. das »Zertrümmern« von Nierensteinen mithilfe von Schallwellen, doch davon soll hier nicht die Rede sein.

Die Ultraschalluntersuchung ist für Nichtfachleute oder Laien manchmal etwas verwirrend, da die Bilder oft aussehen wie Schneegestöber oder eine unklare Anhäufung von weißen, grauen oder schwarzen Arealen. Sowohl bei den Untersuchungen beim Erwachsenen als auch in der Schwangerschaft hören Untersucherinnen oft die, je nach Situation, skeptische bis bewundernde Bemerkung: » … dass Sie da überhaupt etwas erkennen können!«

Gut, in manchen Fällen und bei schlechten Untersuchungsverhältnissen haben auch Spezialisten Schwierigkeiten, die gesuchten Organe gut darzustellen, aber selbstverständlich sieht für Personen, die keinen routinierten Blick auf den Ultraschall haben, ein Röntgenbild, eine Computertomographie oder die Aufnahme einer Magnetresonanztomographie viel klarer und logischer aus als ein Ultraschallbild.

■ Prinzip der Ultraschalluntersuchung

Echoprinzip

Bei einer Ultraschalluntersuchung, sei es in der Schwangerschaft oder beim Erwachsenen, werden Schallwellen im nichthörbaren Bereich, also »Ultra-Schall«, in den Körper gesendet, dort reflektiert und wie das Echo in den Bergen wieder zurückgeworfen. Der Schallkopf, den die Untersucherin in der Hand hält, empfängt die von ihm selbst ausgesandten Schallwellen wieder und gibt diese Informationen an das eigentliche Ultraschallgerät weiter, das diese Angaben und Werte auswertet und auf einem Monitor als zweidimensionales Bild in Grautönen darstellt.

Verschiedene Schallköpfe

Die Schallköpfe gibt es in verschiedenen Formen. Sie hängen von der Frequenz, die benötigt wird, und der Art des Einsatzes ab. Stabförmige Schallköpfe werden für eine Untersuchung durch die Scheide verwendet, da so die Gebärmutter, die Eileiter und die Eierstöcke am besten untersucht werden können, und zwar deshalb, weil die Ultraschallsonde so sehr nahe an die zu untersuchenden Organe geführt werden kann. Schallköpfe, die eine hohe Bildauflösung erzeugen können, arbeiten mit hohen Frequenzen und haben nur eine geringe Eindringtiefe. Sie sind meist gerade und klein. Solche Schallköpfe werden z. B. für die Ultraschalluntersuchung der Brust oder in der Kinderheilkunde verwendet (◘ Abb. 2.1).

Der Schallkopf ist das Herzstück des Ultraschallgeräts. Der Schallkopf ist hochtechnisiert, kompliziert und sensibel; letztlich kann der Computer nur Informationen auswerten, die der Schallkopf erzeugt und weitergibt. Ein Schallkopf kann durchaus so viel wie ein Kleinwagen kosten, und High-end-Geräte erreichen sehr schnell die Preisklasse von Luxusautomobile (und hier ist nicht an deren Basismodell gedacht).

Was ist im Ultraschall weiß, was schwarz?

Letztlich geht es immer um das Echoprinzip: Schallwellen werden gesendet, an Grenzflächen oder dichten Strukturen reflektiert und als Grauschattierungen auf dem Bildschirm gezeigt.

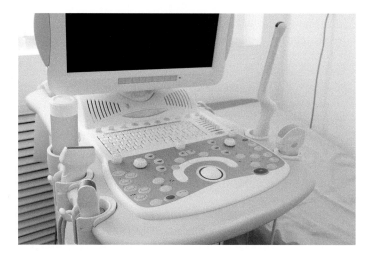

Abb. 2.1 Ultraschallgerät. Stabförmiger Schallkopf für den Scheidenultraschall und Schallkopf für Bauchuntersuchungen (*rechts*), zwei kleinere, hochfrequente Schallköpfe (*links*), Behälter für das Ultraschallgel (*hinten links*) (© Dmitry Vereshchagin/Fotolia)

Strukturen die sehr viel Schall reflektieren, werden auf dem Monitor weiß dargestellt. Strukturen, die keinen oder kaum Schall reflektieren, werden schwarz abgebildet. Knochen sind also immer weiß, Flüssigkeiten, wie z. B. Fruchtwasser sind schwarz. Dazwischen liegen viele Grautöne.

> Ultraschall arbeitet mit Schallwellen und dem Echoprinzip. Deshalb ist Ultraschall ist nach allen seriösen wissenschaftlichen Erkenntnissen bei verantwortungsvoller Anwendung in der Schwangerschaft ungefährlich für Mutter und Kind!

Die Untersucherinnen gleiten mit dem Schallkopf über den Bauch der Schwangeren, dabei werden hintereinander Einzelbilder erzeugt, die sich wie in einem Film zusammenfügen. Ab etwa 16 Bildern pro Sekunde empfindet der Mensch nacheinander gezeigte Bilder als Film. Subjektiv wird ein Film ab 18 Bildern pro Sekunde als ruckelfrei wahrgenommen. Moderne Kinofilme haben meist eine Bildfrequenz von 24, wenige hochtechnisierte 3D-Filme kommen auf 48 Bilder pro Sekunde. Da die erfahrene Untersucherin weiß, wohin sie ihre Hand mit dem Schallkopf gerade geführt hat, weiß sie auch, in welchem Bereich beim Kind sie gerade untersucht.

Die Untersuchung ist für die Mütter völlig schmerzfrei und, soweit sich nach über 60 Jahren Erfahrung mit Ultraschall in der Schwangerschaft sagen lässt, für Mutter und Kind ohne Risiken.

■ Grenzen der Ultraschalluntersuchung

Ultraschall kann nur Bilder erzeugen. Erkrankungen, die nicht mit einer Veränderung von Organen einhergehen, können mit Ultraschall nicht entdeckt werden. Ein Kind mit Down-Syndrom (Trisomie 21) muss nicht immer Auffälligkeiten bei den Organen haben, also können Hinweiszeichen auf Trisomie 21 in diesen Fällen allein mittels Ultraschall auch nicht entdeckt werden. Entsprechendes gilt für Erkrankungen des Stoffwechsels oder für Infektionen, die noch keine Auswirkung auf die Struktur von Organsystemen haben. Um diese zu entdecken, müsste bei einem entsprechenden Verdacht auf andere Untersuchungen zurückgegriffen werden.

Eine werdende Mutter hat das einmal kommentiert und sehr praktisch und pragmatisch denkend gesagt: »Das ist ohnehin klar: Wenn Sie mich photographieren, erkennen Sie am Bild normalerweise auch nicht, ob ich Schnupfen oder Durchfall habe … « Hier gibt es kaum etwas hinzuzufügen.

Mithilfe von Ultraschall ist es heute trotzdem möglich, eine Vielzahl von Fehlbildungen und Hinweise auf kindliche Erkrankungen, die die Organe betreffen, zu erkennen bzw. auszuschließen. Leider ist es auch bei ausgezeichneter und modernster Qualität der Geräte sowie größter Sorgfalt und Erfahrung der Untersucherinnen nicht möglich, zu jedem Zeitpunkt der Schwangerschaft alle Auffälligkeiten und Erkrankungen zu erkennen.

Es ist z. B. denkbar, dass kleinere Defekte unerkannt bleiben, etwa eine kleine Lücke in der Herzwand, eine Gaumenspalte, kleinere Defekte im Bereich der Wirbelsäule, Finger- und Zehenfehlbildungen o. ä. Es kann auch selten vorkommen, dass sich Auffälligkeiten erst im Laufe der Schwangerschaft zu einem erkennbaren Problem entwickeln oder erst nach der typischen Zeit des Organscreenings entstehen; Beispiele sind Verengungen der Herzklappen oder eine Erweiterung der Hirnkammern. Die Beurteilbarkeit des ungeborenen Kindes im Ultraschall kann auch durch eine verminderte Fruchtwassermenge, eine ungünstige Lage des Kindes, eine kräftige mütterliche Bauchdecke, Narben nach Bauchoperationen der Schwangeren oder andere eingeschränkte Untersuchungsbedingungen erschwert sein.

In spezialisierten Zentren können beim Organscreening ca. 95% aller schweren Fehlbildungen erkannt werden. Allerdings kann, auch wenn das Organscreening nach den vorgeschriebenen Standards durchgeführt wird, aus einem unauffälligen Ultraschallbefund nicht mit absoluter Sicherheit abgeleitet werden, dass das Kind normal entwickelt und gesund geboren wird.

> Ultraschall ist eine hervorragende und sichere Methode, das ungeborene Kind zu untersuchen, und stellt daher die gegenwärtig beste und sicherste Screening-Methode dar, die momentan zur Verfügung steht und angewendet werden kann.

Kleine Einführung in die Physik des Ultraschalls

© Springer-Verlag GmbH Deutschland 2017
M. Burger, *Unser Baby im Ultraschall*,
DOI 10.1007/978-3-662-53458-8_3

Schallwellen

Schallwellen entstehen, wenn ein Teilchen in Schwingungen versetzt wird und sich diese Schwingungen auf das nächste Teilchen übertragen und so weiter. Es wird dabei Bewegungsenergie auf die Umgebung weitergeleitet, ähnlich wie wenn ein Stein in ein ruhiges, stehendes Gewässer fällt und sich dann die Wellen in Kreisen ausbreiten (◻ Abb. 3.1). Die Saite einer Geige oder Gitarre wird zum Schwingen gebracht, und der Ton bzw. Schall breitet sich über die Luft weiter aus. Diese Ausbreitung der Bewegungsenergie funktioniert in beinahe allen Medien und wird als Schallwelle bezeichnet.

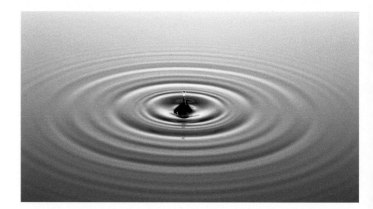

◻ **Abb. 3.1**   Der Schall pflanzt sich wellenförmig in Medien fort: Schallwellen (© mshch/Fotolia)

Das Prinzip der Ultraschalluntersuchung ist es, Schallwellen in den Körper zu senden, die an den unterschiedlichen Strukturen reflektiert werden. Die Reflexionen dieser Wellen werden wieder aufgefangen und gemessen. Die Zeitdifferenz zwischen Senden und Empfangen wird berechnet und als zweidimensionales Bild dargestellt.

■   **Geschwindigkeit des Schalls**

Schallgeschwindigkeit in Luft

Schall breitet sich in unterschiedlichen Medien mit unterschiedlichen Geschwindigkeiten aus. Je dichter ein Medium ist, d. h., je enger die Teilchen beieinander liegen, desto besser kann die Schallwelle weitergeleitet werden und desto schneller breitet sich der Schall aus. In Luft beträgt die Schallgeschwindigkeit ca. 330 Meter pro Sekunde, in Wasser ca. 1500 Meter pro Sekunde und in Eisen oder Stahl ca. 4000–6000 Meter pro Sekunde.

Als praktische Anwendung lässt sich so z. B die Entfernung eines Gewitters schätzen. Jeder kennt die Anregung, auf die Zeit zwischen dem Erscheinen des Blitzes bis zum Hören des Donners zu achten. Der Blitz kommt mit Lichtgeschwindigkeit, also praktisch ohne Zeitverzögerung, der Donner folgt mit Schallgeschwindigkeit. Wenn der Abstand eine Sekunde beträgt, ist das Gewitter ungefähr 330 Meter weit entfernt, bei 2 Sekunden sind es 660 Meter etc. (◻ Abb. 3.2).

❯ Die Schallgeschwindigkeit in Luft beträgt ca. 330 Meter pro Sekunde.

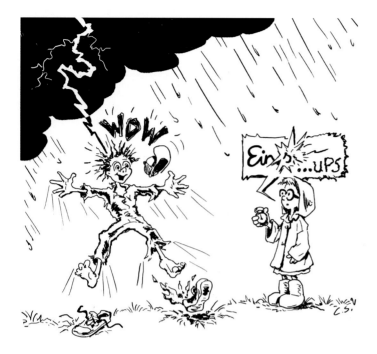

◘ Abb. 3.2 Die Entfernung eines Gewitters lässt sich mithilfe der
Schallgeschwindigkeit schätzen

Die Geschwindigkeit des Schalls in Wasser ist mit 1500 Metern pro
Sekunde viel höher. Bekannt ist der Effekt beim Schwimmen oder
Schnorcheln im See oder Meer, wenn unter Wasser schon ein Moto-
rengeräusch zu hören ist, aber das Boot noch nicht zu sehen, weil es
noch zu weit weg ist (◘ Abb. 3.3).

Schallgeschwindigkeit in
Flüssigkeiten

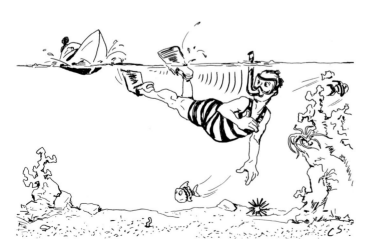

◘ Abb. 3.3 Im Wasser kann ein Motorboot bereits gehört werden, wenn es noch
weit entfernt ist

> ❯ Die Schallgeschwindigkeit in Wasser beträgt ca.1500 Meter pro Sekunde.

Schallgeschwindigkeit in festen Stoffen

Jeder, der die Bücher von Karl May gelesen hat, kennt die Geschichte, die Indianer im Wilden Westen hätten angeblich die Ohren auf die Schienen gelegt, um zu hören, ob sich ein Zug nähert (◻ Abb. 3.4). Das Geräusch, das von den Zugrädern verursacht wird, leitet sich über die Schienen mit 4–6 Kilometern pro Sekunde weiter. Die Indianer hörten also die Schienengeräusche mit einer Sekunde Verzögerung, und selbst wenn der Zug nur noch 4–6 Kilometer entfernt war, war das weit genug, um den Kopf rechtzeitig von den Schienen zu nehmen.

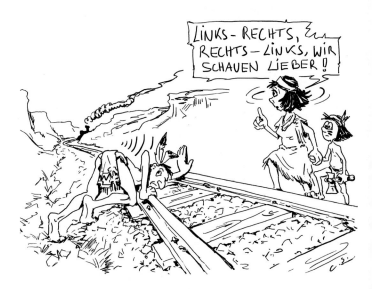

◻ **Abb. 3.4**   Lauscht der Indianer an der Schiene, hört er den aus der Ferne herankommenden Zug

> ❯ Die Schallgeschwindigkeit in festen Stoffen beträgt ca. 4000–6000 Meter pro Sekunde.

Da der Mensch, physikalisch gesehen, hauptsächlich aus Wasser besteht, ist das Ultraschallgerät auf eine Schallgeschwindigkeit von ca. 1500 Metern pro Sekunde eingestellt. Alles, was von dieser angenommenen Schallgeschwindigkeit wesentlich abweicht, wirkt sich auf die Qualität der Ultraschallbilder störend aus. Luft bremst beispielsweise die Schallgeschwindigkeit auf ein Fünftel, d. h. auf 330 Meter pro Sekunde statt der erwarteten 1500 Meter pro Sekunde. Das »verwirrt« die Ultraschallmaschine, und es kann dann dazu kommen, dass die Bildqualität sehr schlecht wird.

Ultraschallgel

Um diesen Effekt zu vermeiden, wird zwischen Schallkopf und Haut ein sog. Ultraschallgel aufgebracht, das hauptsächlich aus Wasser besteht. Dieses Wasser wird mit einem Verdickungsmittel verbunden und kann dadurch bequem aufgetragen und verteilt werden. Das Gel stellt also einen optimalen Kontakt zwischen Schallkopf und Haut her und verhindert, dass Luft zwischen Ultraschallkopf und Haut das Bild beeinträchtigt. Da die Hauptkomponente des Ultraschallgels Wasser ist, lässt es sich nach der Untersuchung leicht und ohne Rückstände abwischen und hinterlässt bei Kontakt mit der Kleidung auch keine Flecken.

Bei pränataldiagnostischen Ultraschalluntersuchungen werden die Schwangeren gebeten, 2 Tage vorher den Bauch nicht einzucremen oder einzuölen, denn Cremes und Öle haben oft kleine Lufteinschlüsse, die das Ultraschallbild negativ beeinflussen können, und es ist bei diesen Untersuchungen ja besonders wichtig, optimal zu sehen.

■ **Schallfrequenz**
Die Anzahl der Schwingungen pro Sekunde wird in Hertz angegeben. Der Mensch kann Schwingungen in einem Bereich von ca. 16 Hz bis – zumindest in jungen Jahren – 20.000 Hz hören. Ultraschall arbeitet mit Frequenzen im Megahertzbereich (MHz), das sind eine Million Schwingungen pro Sekunde. Dabei gilt: je höher die Frequenz, desto besser die Bildauflösung und die Detailgenauigkeit, aber umso geringer die Eindringtiefe des Schalls. In der Geburtshilfe und beim Ultraschall im Bauchraum werden Frequenzen von ca. 3–7 MHz verwendet. In der Augenheilkunde z. B., in der nicht so weit in den Körper geblickt werden muss, aber eine besonders hohe Auflösung des Bildes gebraucht wird, sind es bis zu 20 MHz.

Eine Auswirkung auf das tägliche Leben: Höhe Töne, also Schwingungen mit hohen Frequenzen, hört der Mensch sowohl in Qualität als auch Richtung viel genauer als tiefe Töne. Bei jeder guten Tonanlage, die an einen Fernseher oder ein sonstiges Abspielgerät angeschlossen wird, gibt es eine Reihe von Hoch- und Mitteltönern (Lautsprecher), die sehr genau aufgestellt und justiert werden müssen, um einen optimalen Klang zu erzeugen. Es existiert aber meist nur eine Bass-Box (Subwoofer), bei der es eher nicht darauf ankommt, wohin sie hingestellt wird. Der Bass ist, im Gegensatz zu den hohen Frequenzen, weit und überall im Raum zu hören. Ein weiteres Beispiel ist der Kleinwagen, der mit einer üppigen, voll aufgedrehten Audioanlage vorbeifährt oder besser vorbeihüpft: hier sind nur die Bässe zu hören und keine sonstigen Details. Genauso ist es bei einem Rockkonzert in der Ferne, von dem nur ein dumpfes Wummern der Bässe wahrgenommen wird.

So verhält es sich auch beim Ultraschall. Je weniger Strecke der Schall in den Bauch und retour zurücklegen muss, desto höher kann die Frequenz von der Untersucherin eingestellt werden und desto detaillierter ist das Bild. Bei Schwangeren mit stärkerer Bauchdecke muss allerdings die Schallfrequenz erniedrigt werden, um die nötige Eindringtiefe zu erreichen; das wiederum geht auf Kosten der Auflösung und der Detailgenauigkeit des Ultraschallbildes.

Hohe und tiefe Frequenzen

■ **Lautstärke, Schalldruck, Schallfeld und Schallenergie**
Lautstärke ist eine sog. psychoakustische Größe, die die subjektive menschliche Empfindung eines Schallereignisses beschreibt und in Dezibel (dB) angegeben wird.

Lautstärke, Schalldruck, Schallfeld, Schallenergie

Eng verknüpft mit dem physikalischen Begriff der Lautstärke ist der Schalldruck. Dieser wird, ähnlich wie der Luftdruck, in Pascal (Pa) gemessen. Die ältere, aber noch immer gebräuchliche Einheit ist Bar. Beim Luftdruck wird ein statischer Druck gemessen, beim Schalldruck in der Akustik sind es hingegen Druckschwankungen. Wie es bei einer Welle im Wasser Wellentäler und Wellenberge gibt, bestehen Schallwellen in der Luft aus abwechselnden kleinsten Arealen mit hohen und niedrigen (»Luft-«)Drücken. Eben diese Druckschwankungen ermöglichen die Ausbreitung von Schallwellen und werden Schalldruck genannt.

Das Gebiet, in dem sich ein Schallereignis fortbewegt, wird als Schallfeld bezeichnet. Die gesamte Energie, die notwendig ist, um Schallwellen in einem Schallfeld weiterzubewegen, wird Schallenergie genannt. Die Einheit für Energie ist Joule (J) (Joule ist auch bekannt als Bezeichnung für den physiologischen Brennwert von Lebensmitteln, die alte Einheit hierfür war die Kalorie). Wenn in einem Schallfeld die Schallenergie aufgebraucht ist, können keine Druckschwankungen mehr entstehen, die Schallwelle kann nicht mehr bewegt werden, sie »bleibt stehen« und existiert nicht mehr. Bei einem hörbaren Schall wäre es dann still!

Zurück zum subjektiven Begriff der Lautstärke: Ein klassisches Konzert mit Werken von Wagner, Mahler oder Richard Strauss kann mit 120 dB durchaus mit dem Schalldruck von Düsenflugzeugen konkurrieren, dennoch wird für die meisten – subjektiv – klar sein, was angenehmer klingt. Für Rockkonzerte gelten ähnliche und sogar etwas höhere Schalldrücke.

■ **Andere physikalische Größen**

Es gibt viele weitere physikalische Größen, die in der Ultraschallanwendung eng miteinander verbunden und voneinander abhängig sind: die Dichte des Gewebes (kg/m^3), die Schallbeschleunigung (m/s^2), die Schallleistung (Watt), die Schallintensität ($Watt/m^2$), die Schalldämpfung (Absorption), die Schallreflexion und Schallbrechung an Grenzflächen und einige mehr.

Wenn Energie auf ein Medium trifft, zeigt sich dies in mechanischen und thermischen Auswirkungen. Um hier einen Orientierungswert für die Praxis zu geben, wurden die dimensionslosen Größen mechanischer Index (MI) und thermischer Index (TI) eingeführt. Beide werden während der Untersuchung, sozusagen in *real time*, berechnet, sie sind international genormt und schätzten potenzielle biologische Gefahren durch die physikalischen Effekte des Ultraschalls ein. Die beiden Werte hängen von vielen Faktoren der aktuell von der Untersucherin gewählten Geräteeinstellung ab und werden kontinuierlich am Ultraschallmonitor eingeblendet und angezeigt. Ein international festgelegter Standard, der *Output Display Standard* (ODS), legt die Berechnung und die Darstellung am Monitor genau fest.

Output Display Standard

Mechanischer Index   Schallwellen breiten sich in einem Medium dadurch aus, dass sie dieses in Schwingungen versetzen. Diese Schwingungen wirken sich naturgemäß auch auf die Zellen menschlicher Gewebe aus. Gefährlich könnte hier die sog. Kavitation werden, eine mögliche kurzfristige Bildung von Bläschen im Gewebe. Der mechanische Index, besser seine eingestellte Obergrenze, schützt davor. Der maximal erlaubte Höchstwert beträgt laut ODS 1,9, die meisten modernen Ultraschallgeräte riegeln aber schon weit davor automatisch ab.

Thermischer Index   Der thermische Index ist ebenso ein dimensionsloser Wert und schätzt den Grad des Temperaturanstiegs ein. Beim Zuführen von Energie, wie es auch immer eine Schallwelle ist, können nicht nur mechanische, sondern auch thermische Effekte auftreten. Die Fähigkeit eines Schallfeldes, ein Gewebe zu erwärmen, hängt von der in der Zeiteinheit zugeführten Energie ab.

> In der Praxis wird nie konstant auf eine einzelne Zelle
> Schallenergie abgegeben, da sich sowohl die Untersucherin als
> auch das Kind immer leicht bewegen.

Trotzdem wird bei allen Ultraschallgeräten auch der thermische Index am Monitor angezeigt. Der maximal zulässige Wert beträgt 6, doch auch hier beschränken moderne Ultraschallgeräte schon weit davor die Energieleistung. Bei den Geräten der letzten Generation wird bei der Anzeige auch noch zwischen dem thermischen Index in weichem Gewebe (TIs, *thermal index soft tissue*) und dem thermischen Index im Knochen (TIb, *thermal index bones*) unterschieden.

- **Technische Anzeigen auf dem Monitor**
Auf dem Papierausdruck eines Ultraschallbildes wird die Schwangere in der Kopfzeile einige technische Werte analog denen am Monitor finden. Diese Indexleiste sieht bei den meisten Geräten ähnlich aus, ein Beispiel zeigt ◻ Abb. 3.5.

Mechanischer Index

Thermischer Index

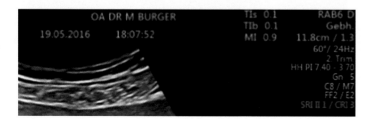

◻ **Abb. 3.5**   Indexleiste (*Kopfzeile*) am Ultraschallgerät und Bild mit technischen Werten (Beschreibung ▶ Text)

In der Mitte stehen der Name der Untersucherin sowie das Datum und die Uhrzeit. Etwas weiter rechts finden sich die aktuellen Werte für den thermischen und mechanischen Index (TIs, TIb, MI). Rechts oben angegeben sind die Bezeichnung der Ultraschallsonde und darunter die aktuelle Eindringtiefe des Ultraschalls (11,8 cm), der Vergrößerungsfaktor (1,3), der aktuelle geschallte Winkel des Untersuchungsgebiets (60 Grad), die aktuelle Bildwiederholungsfrequenz (24 Hz, d. h. Bilder pro Sekunde) und das aktuell eingestellte Programm (2. Trimester). Die weiteren Werte beziehen sich auf Feineinstellungen des Bildes.

Messwerte beim Kind

Die aktuellen Werte einer Ultraschallmessung sind meist am Unterrand des Bildes und in einer anderen Farbe abgebildet. In ◘ Abb. 3.6 beträgt die Eindringtiefe der Schallwellen 12,9 cm (oben weiß), die aktuellen Messungen des kindlichen Bauches (Bauchdurchmesser quer und von vorne nach hinten, TAD und APAD) sind gelb dargestellt. Einige Orientierung bietet auch die Messskala am linken Bildrand. Jeder Teilstrich entspricht einem Zentimeter, die etwas längeren Teilstriche markieren 5 Zentimeter. Auf diesem Bild gibt es links 12 Striche, also liegt die Bildtiefe bei 12 Zentimetern. Dieses System ist bei allen Ultraschallmodellen sehr ähnlich.

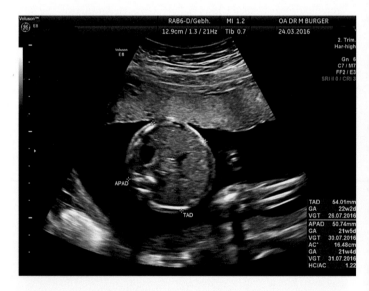

◘ **Abb. 3.6**   Beispiel einer Ultraschallmessung. Technische Werte (*weiß*), aktuelle Messungen beim Kind (*gelb*), Messskala in Zentimetern (*links an der Seite*). *APAD* Bauchdurchmesser von vorne nach hinten, *TAD* Bauchdurchmesser quer

Doppler-Ultraschall

■   **Doppler-Ultraschall**

Der Begriff bezieht sich keineswegs auf die Trinkgewohnheiten von Ärztinnen, die ihren Lieblingswein aus Zweiliterflaschen beziehen, sondern auf den Salzburger Physiker Christian Doppler (1803–1853), der den nach ihm benannten Effekt – einen der wichtigsten in der Physik – entdeckte.

Normalerweise bleibt die Frequenz des Schalls gleich, wenn sich Sender und Empfänger nicht bewegen. 1842 fand Christian Doppler, dass sich bei bewegten Schallquellen und/oder Empfängern die Frequenz verändert. Er selbst beschrieb den Effekt sehr anschaulich in etwa so: Von Ort A wird regelmäßig jede Stunde ein Bote zu Ort B geschickt, um Neuigkeiten zu berichten. Die Boten gehen alle den gleichen Weg und gleich schnell. Die Neuigkeiten treffen also an Ort B auch regelmäßig jede Stunde ein. Wenn nun jemand an Ort B besonders ungeduldig ist und den Boten von Ort A entgegengeht, wird er den geschickten Boten in kürzeren Abständen als einer Stunde begegnen, die Frequenz der Treffen mit den Boten – und damit der Austausch von Neuigkeiten – erhöht sich also.

Mit einem praktischen Versuch wurde 1845 der Doppler-Effekt nachgewiesen (◘ Abb. 3.7). Der niederländische Wissenschaftler Buys-Ballot (1817–1890) ließ an einer Eisenbahnlinie mehrere Musiker mit absolutem Gehör aufstellen. Auf einen gleichmäßig fahrenden Zug setzte er einen Trompeter, der konstant den Kammerton a mit 440 Hz blies. Die entlang der Bahnstrecke postierten Musiker konnten die Frequenzveränderung – höherer Ton beim Annähern und tieferer Ton beim Entfernen des Zuges – erkennen und daraus sogar auf die Geschwindigkeit des Zuges schließen.

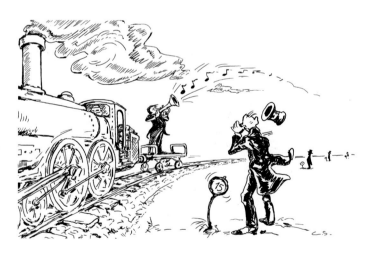

◘ **Abb. 3.7** Versuchsanordnung von Buys-Ballot zum Nachweis des Doppler-Effekts

Der Doppler-Effekt ist auch im täglichen Leben bekannt: Wenn ein Einsatzfahrzeug mit Folgetonhorn vorbeifährt, erscheint der Signalton höher beim Annähern des Fahrzeugs und tiefer, wenn es sich entfernt. Der gleiche Effekt verändert subjektiv die Motorengeräusche von vorbeirasenden Formel-1-Boliden.

Radarfallen der Polizei funktionieren übrigens genauso: Aus dem Handmessgerät, das einen Infrarot-Laser enthält, werden Lichtimpulse im nichtsichtbaren Bereich in Richtung Fahrzeug geschickt, von diesem reflektiert, und aus dem von den Radargeräten gemessenen Frequenzunterschied kann die gefahrene Geschwindigkeit ermittelt werden (◘ Abb. 3.8).

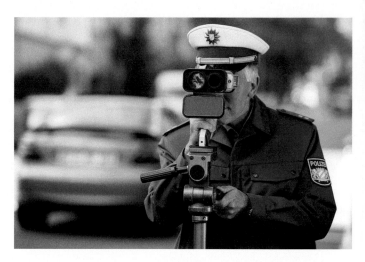

◘ **Abb. 3.8**   Anwendung des Doppler-Effekts bei der Radarmessung (© Sven Grundmann/Fotolia)

Bei der Ultraschalluntersuchung des ungeborenen Kindes werden keine Laserstrahlen, sondern ungefährliche Schallwellen verwendet. Abgesehen davon funktioniert die Messung von Blutflussgeschwindigkeiten genauso wie bei Fahrzeugen auf der Straße. Der Schallkopf sendet Schallwellen mit einer gewissen Frequenz zu dem Blutgefäß, dessen Durchblutung gemessen werden soll. Die Blutkörperchen im kindlichen Blutgefäß reflektieren den Schall und verändern dabei dessen Frequenz, da sie sich ja durch den Blutfluss bewegen. Diese Änderung wird gemessen.

Farbdoppler

Das Ergebnis wird in absoluten Zahlen angegeben oder kann auch farbkodiert sein in Form von meist roten und blauen Einfärbungen von Blutflüssen. Das Ganze nennt sich Farbdoppler-Untersuchung. Die Art der Einfärbung lässt sich am Ultraschallgerät einstellen, es hat sich aber international eingebürgert, dass Rot für einen Blutfluss in Richtung Schallkopf steht und Blau für einen Blutfluss weg vom Schallkopf (◘ Abb. 3.9). Diese Farbgebung hat also nichts mit den Abbildungen in medizinischen Büchern zu tun, in denen sauerstoffreiches Blut rot und sauerstoffarmes Blut blau eingezeichnet ist.

■   **3D-Ultraschall (und mehrdimensionaler Ultraschall)**
■ ■ **Wie funktioniert 3D?**

3D-Ultraschall

Das »normale« Ultraschallbild gleicht einem Schnittbild, in dem es 2 Dimensionen gibt: die x-Achse, die von links nach rechts verläuft, und

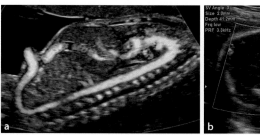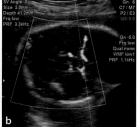

■ **Abb. 3.9** **a** Blutkreislauf des Kindes, dargestellt mit Farbdoppler. Körperhauptschlagader entlang der Wirbelsäule (*blau*), Ansatz der Nabelschnur an der Bauchdecke (*rot*). **b** Farbdoppler der Hirnarterien, das *rote* Gefäß zieht nach oben, das *blaue* nach unten

die y-Achse von oben nach unten. Wenn der Schallkopf nicht nur ein Schnittbild, sondern mehrere parallel erzeugt und der Computer im Ultraschallgerät diese Bilder rasch hintereinander berechnet, kommt die 3. Dimension dazu. Diese sog. z-Achse verläuft von vorne nach hinten. Es entsteht ein dreidimensional wirkendes Bild, meist der Oberfläche des Kindes.

Da das Ganze zugegebenermaßen recht theoretisch ist, auch hierzu ein Beispiel aus dem täglichen Leben: der Eierschneider oder auch Eierharfe. Damit lassen sich hartgekochte Eier mithilfe von dünnen und parallel straff gespannten Drähten in gleichmäßige Scheiben schneiden. Die einzelnen Scheiben würden dem normalen Ultraschallbild in »2D« entsprechen. Berechnet der Computer alle parallelen Eierscheiben und setzt diese wieder zum ganzen Ei zusammen – also wie ein umgekehrt funktionierender Eierschneider – entsteht ein 3D-Bild. Wenn man also jetzt von oben auf das zusammengesetzte Ei blickt, wirkt es dreidimensional, und es zeigt nicht die Scheiben mit dem innenliegenden meist gelben Dotter, sondern das Ei von »außen« (■ Abb. 3.10).

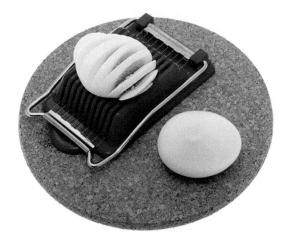

■ **Abb. 3.10** In Scheiben geschnittenes Ei in »2D« (*links*), aus den Scheiben wieder zusammengesetztes Ei in »3D« in Aufsicht (*rechts*) (© Digitalpress/Fotolia)

4D-Ultraschall

Wenn die neuen leistungsstarken Ultraschallgeräte diese zusammengesetzten räumlichen Bilder (Eierscheiben) schnell genug hintereinander generieren können, gibt es die Möglichkeit, die Bildfolgen wie einen Live-Film aus dem mütterlichen Bauch abzuspielen. Jetzt wird aus 3D plötzlich 4D, weil die nächste Dimension, die Zeit mit eingerechnet wird.

»5D-Ultraschall«

Den Dimensionen scheinen zwar in der Physik, nicht aber bei Ultraschallbezeichnungen Grenzen gesetzt zu sein: Um die Kassen mancher Institute noch mehr klingeln zu lassen, wird nämlich bereits 5D angeboten. Hier muss allerdings schon viel »ökonomische Phantasie« walten, denn als 5. Dimension wird vom Computer eine virtuelle Lichtquelle zu den 4D-Bildern dazugerechnet, die Schattengebungen auch im bewegten Modus vorgibt und die Darstellung noch plastischer erscheinen lässt. Das wird dann als Baby-Kino angepriesen.

Noch mehr Verwirrung gefällig? So gesehen ergibt im Grunde bereits jede normale Ultraschalluntersuchung eine 3D-Darstellung, da zu den normalen zweidimensionalen Schnittbildern noch die Zeit – zu sehen sind ja »bewegte Bilder« – als dritte Dimension dazukommt. Nach den Regeln der o. g. 5D-Anbieter wären 2D-Bilder plus Zeit also dreidimensional, und für 4D fehlte nur die Berechnung der z-Achse. Weitere Phantasien seien an dieser Stelle geschäftstüchtigeren Personen überlassen!

■ ■ Wird 3D im Routineultraschall gebraucht?

Die Antwort ist einfach und lautet: nein. Der medizinische Ultraschall wird immer in konventioneller Technik durchgeführt, weil es ja Sinn und Zweck einer Ultraschalluntersuchung ist, die kindlichen Organe zu beurteilen, und dazu muss die Untersucherin in das Kind »hineinschauen« bzw. es »durchschauen«.

❯ Oft wird von Schwangeren der 3D-Ultraschall mit einem besseren Untersuchungsergebnis oder einer höheren Qualität der Untersuchung gleichgesetzt, doch das ist so nicht richtig. 3D ist jedoch in der Hand von Expertinnen bei speziellen Fragestellungen eine wichtige Methode für die Erstellung von exakten Diagnosen.

Beim 3D-Ultraschall sind »schöne Bilder« auch deshalb nicht so leicht zu erstellen, weil es eine große Abhängigkeit von der Lage des Kindes gibt. Mit »schönen Bildern« sind hier die publikumswirksamen Bilder des kindlichen Gesichts für das Familienalbum gemeint. Im hochspezialisierten Bereich der Wissenschaft oder bei Fehlbildungen des Kindes hat 3D selbstverständlich eine Berechtigung für eine exakte Diagnosestellung, z. B. bei Herz-, Wirbelsäulen-, Gesichts- oder Gehirnauffälligkeiten.

■ ■ Macht 3D Spaß?

Die Antwort ist ebenfalls einfach und lautet: ja, und zwar allen Beteiligten – wenn das Kind »gut liegt«. Natürlich ist es entzückend, wenn ein
ungeborenes Kind förmlich in die Kamera lächelt, und zugegebenermaßen finden auch die Untersucherinnen diese Sequenzen sehr herzig
und berührend. Allerdings brauchen sie für solche Szenen Glück, und
außerdem handelt es sich beim Ultraschall um eine medizinische Untersuchung und nicht um Baby-Fernsehen. Weil es trotzdem Spaß macht,
entstehen, wenn es leicht geht, Bilder wie dieses (◻ Abb. 3.11):

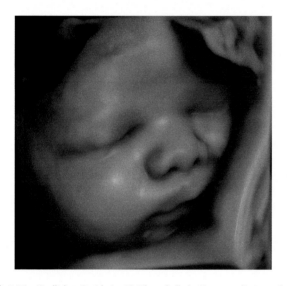

◻ **Abb. 3.11** Kindliches Gesicht im 3D-Ultraschall, der Unterarm liegt vor der
Wange. (Used with permission of GE Healthcare)

Bei Ultraschalluntersuchungen, also bei der Anwendung von Ultraschallwellen, gilt wie bei jeder anderen medizinischen Untersuchung
das ALARA-Prinzip (*as low as reasonably achieveable* – so wenig, wie
vernünftigerweise erreichbar). Das bedeutet, dass nur so viel – besser
so wenig – diagnostischer Aufwand betrieben werden darf, wie für die
Erstellung eines Befundes sinnvollerweise notwendig ist.

Ausschließliches Baby-Fernsehen oder Baby-Kino in 3D, 4D oder
5D widerspricht dem ALARA-Prinzip, da das Kind in diesen Fällen mit
Schallenergie für eine vermeidbare und unsinnige Untersuchung zur
Belustigung der Umgebung konfrontiert wird.

ALARA-Prinzip

■ ■ Bildschirmfarbe

Noch ein Nachtrag zur Farbe, in der das Kind auf dem Monitor
erscheint: Schwangere sprechen immer wieder die »goldenen« oder
»bräunlichen« Bilder – damit sind meist 3D Bilder gemeint – an, oder

Bildfarbe auf dem Monitor

sie fragen bei bräunlich eingefärbten Bildern von Hirnstrukturen oder der Wirbelsäule aufgeregt, ob das sogar 4D sei.

Die Farbe des Bildes auf dem Monitor kann von der Untersucherin frei nach ihren Vorlieben gewählt werden und hat nichts mit der Art der Bildgebung zu tun. 3D kann also auch in anderen Farbschattierungen als dem bekannten zarten braun-gold dargestellt werden! Die Physik dahinter und die generierte Bildinformation sind unabhängig davon aber immer gleich.

Bei modernen Ultraschallgeräten können bis zu 22 Farbstufen, von rein schwarz/weiß über wärmere oder kühlere Blautöne bis hin zu zartbraun und knallig-gelb, eingestellt werden. Beim »fetalen Herz-Programm« wird z. B. oft ein leichter Braunton verwendet, da dadurch die Kontraste etwas besser empfunden werden, beim normalen Ultraschall wird u. U. ein zarter und kühlerer Blauton bevorzugt. Die Monitoreinstellungen werden auch je nach Lichteinfall im Untersuchungsraum geändert, was bei den meisten Geräten mit einem einfachen Knopfdruck erfolgt.

> Die Bildschirmfarbe sagt nichts über die Untersuchungsart aus, sondern nur über die visuellen und optischen Eigenheiten oder Vorlieben der Untersucherin. Oder, anders gesagt: Nicht alles was golden ist und glänzt, ist 3D!

Ultraschall: ja oder nein– und wenn ja, bei wem?

© Springer-Verlag GmbH Deutschland 2017
M. Burger, *Unser Baby im Ultraschall*,
DOI 10.1007/978-3-662-53458-8_4

4

Basisultraschall oder zusätzliche Untersuchungen?

Zunächst ist zu unterscheiden, ob es sich um die routinemäßigen Ultraschallkontrollen im Rahmen der Mutter-Kind-Pass-Untersuchungen handelt oder um die zusätzlich möglichen spezialisierten Ultraschalluntersuchungen. Eine Schwangerschaft ist meist eine ersehnte und freudige Zeit, und die Eltern schwanken zwischen Vorfreude und Sorge um das Wohl des Kindes. Manche Schwangere vertraut darauf, dass die Schwangerschaft keine Probleme mit sich bringt, und sie hofft, dass eventuelle größere Auffälligkeiten bei den Routineuntersuchungen entdeckt werden. Andere möchten möglichst sicher gehen, dass es bei ihrem Kind keine gefährlichen Auffälligkeiten gibt, und sie nehmen daher zusätzliche Untersuchungsmöglichkeiten mit Ultraschall wie das Screening im 1. Trimester oder das Organscreening im 2. Trimester in Anspruch.

Einige Auffälligkeiten können nur mit speziellen Untersuchungen von spezialisierten Untersucherinnen mit großer Wahrscheinlichkeit entdeckt werden. Erfreulicherweise sind die Ergebnisse dieser Spezialuntersuchungen in den allermeisten Fällen unauffällig, besonders wenn sie routinemäßig, also ohne Verdacht auf Probleme, durchgeführt wurden und damit zur Beruhigung der Eltern beitragen.

Allerdings können manche Befunde, auch wenn sie noch keine krankhafte Auffälligkeit beweisen, auf ein erhöhtes Risiko hindeuten. In diesen Fällen trägt eine Untersuchung möglicherweise sogar zu einer Verunsicherung bei, die letztlich gar nicht nötig gewesen wäre.

Wenn eine Erkrankung sehr selten ist und aufgrund eines Ultraschallbefunds das Risiko dafür ein wenig ansteigt, bedeutet das: Die Erkrankung ist ein bisschen häufiger als sehr selten, und das ist noch immer recht selten. Ein Beispiel: Kommt eine Erkrankung bei 50.000 Schwangerschaften einmal vor, und das Risiko – was schon sehr dramatisch klingt – verdoppelt sich, dann wären 2 von 50.000 Kindern betroffen. Das ist eigentlich immer noch sehr selten, aber ob das die einzelne Schwangere als »noch selten« oder »schon gefährlich« wertet, kann sie nur für sich selbst entscheiden.

■ **Professionelle Beratung als Grundlage für die Entscheidungsfindung**

Das o. g. Beispiel zeigt, wie wichtig gute Information und Beratung vor den Untersuchungen ist, um nicht nach einem überraschenden Befund in eine Entscheidungssituation zu geraten, in die man eigentlich nicht kommen wollte. Leider bleibt in der täglichen Routine der Mutter-Kind-Pass-Untersuchungen oft zu wenig Zeit, um alle Fragen, die die Pränataldiagnostik und zusätzliche Ultraschalluntersuchungen aufwerfen, gut besprechen zu können.

Ergebnisoffene Beratung

❯ Hier ein Hinweis: Gute Information und Beratung ist in einem professionellen Umfeld ergebnisoffen und wertfrei.

Die persönliche Meinung der beratenden Personen ist nicht relevant, und deren professionelle Aufgabe ist es, die Ratsuchenden dabei zu unterstützen, eine für sie möglichst gut passende Entscheidung zu treffen. Fragen wie »Was würden Sie an meiner Stelle tun?« können nicht wirklich beantwortet werden, da die Betreuenden zwar Spezialisten für Pränataldiagnostik, aber nicht an der (persönlichen) Stelle der Schwangeren sind. Die Untersucherin könnte diese Frage nur für sich in ihrer individuellen Lebenssituation beantworten, und das wäre für die betroffene Person in ihrer ganz anderen Lebenssituation nicht immer hilfreich.

Zugegebenermaßen ist das für die betroffenen Mütter und Paare manchmal nicht befriedigend, aber hilfreiche professionelle Begleitung heißt Unterstützung bei Entscheidungsfindungen durch Besprechung aller möglichen Alternativen und nicht das Übernehmen dieser Entscheidungen!

Alle Entscheidungen in der und um die Schwangerschaft – klare medizinische Notwendigkeiten ausgenommen – sind immer höchstpersönliche Entscheidungen. Da hier zutiefst individuelle Sichtweisen der persönlichsten Themen wie Moral, Ethik, Religion, Lebensplanung, Humanismus, eigene Biographie, Sozialisation und vieles mehr berücksichtigt werden müssen, können diese Entscheidungen nur von der Schwangeren bzw. dem Paar getroffen werden. Und außerdem ist Folgendes wichtig:

> Da es sich immer um eine persönliche Entscheidung handelt, gibt es kein absolutes Richtig oder Falsch, sondern nur eine für diese Situation angemessene Entscheidung.

Entscheidungen werden von der Schwangeren getroffen!

■ **Ist die Ultraschalluntersuchung notwendig?**

Ultraschall: ja oder nein?

Fragen zur Notwendigkeit von Ultraschalluntersuchungen
1. Würde eine Schwangere fragen, ob sie die Ultraschalluntersuchungen durchführen lassen **muss**, wäre die Antworten: nein.
2. Würde sie fragen, ob sie es tun **soll**, wäre die Antwort: ja, für die Basisultraschallkontrollen bei der Frauenärztin. Ob sie die weiteren Möglichkeiten der Ultraschalldiagnostik in Anspruch nehmen soll, hängt auch von ihr und ihren persönlichen Lebensumständen ab!
3. Würde sie fragen, ob es **medizinisch sinnvoll** ist, wäre in den allermeisten Fällen die überzeugte Antwort: ja!

■ ■ **Zu 1: »Müssen«**
Die Beantwortung der ersten Frage ist einfach, denn in der Medizin können Patienten kaum zu etwas gezwungen werden, es gibt kein »Muss«. Schon Gotthold Ephraim Lessing ließ 1779 seine Titelfigur in *Nathan der Weise* sagen: »Kein Mensch muss müssen«. Es kann leicht und gut argumentiert werden, Schwangerschaft und Geburt seien die natürlichsten Dinge im Leben, und das ist ja so auch richtig.

Ultraschall muss sein?

4

Die überwiegende Anzahl der Schwangerschaften verläuft erfreulicherweise unauffällig, und die allermeisten Kinder kommen gesund zur Welt.

Anfang der 1990 Jahre habe ich als einziger Weißer 3 Jahre lang in einer ländlichen Klinik in Afrika mit Schwerpunkt Geburtshilfe gearbeitet. Dort gab es keinen Ultraschall, und die ärztlichen Entscheidungen mussten mit Tasten des Bauches und Hören der kindlichen Herztöne über das sog. Pinardsche Hörrohr aus Holz getroffen werden.

Manchmal wäre eine Ultraschalluntersuchung sicher hilfreich gewesen, z. B. um zu entdecken, ob der Mutterkuchen vor dem inneren Muttermund liegt, denn eine solche Situation könnte beim Einsetzen von Wehen für Mutter und Kind eine sehr gefährliche Blutungen bedeuten. Diese sog. Placenta praevia, also der Mutterkuchen vor dem Weg (aus der Gebärmutter), ist übrigens einer der wenigen absoluten medizinischen Gründe für einen geplanten Kaiserschnitt.

Ansonsten kam man – wohl oder übel – ganz gut ohne Ultraschall zurecht, was selbstverständlich nicht mit heutigen Standards der medizinischen Begleitung von Schwangeren in Mitteleuropa vergleichbar ist.

■ ■ **Zu 2: »Sollen«**

Ultraschall soll sein?

Auch das hängt von der Schwangeren ab. Es gibt Untersuchungen, die häufig durchgeführt werden, möglichweise aber keine Konsequenz für die Betroffen persönlich hätten, z. B. die Untersuchungen im ersten Schwangerschaftsdrittel, die Hinweise auf Auffälligkeiten in den Erbanlagen des Kindes erkennen sollen. Vielleicht erfahren die Betroffenen bei einer Untersuchung auch etwas, das sie gar nicht wissen wollten, weil es sich ohnehin nicht ändern lässt und es keine Auswirkung auf die weitere Schwangerschaft hat. Diese Untersuchungen nur durchzuführen, weil es »üblich« ist und eine Bekannte oder Freundin das auch gemacht hat, scheint nicht besonders hilfreich zu sein. Hier können die Betroffenen nur versuchen, sich möglichst genau zu informieren und zu entscheiden, was für sie in dieser Schwangerschaft zum jetzigen Zeitpunkt gut passt.

❯ Pränatale Diagnostik ist ein Angebot für schwangere Frauen und Paare. Niemand soll sich dazu gezwungen oder gedrängt fühlen. Schwangere Frauen sollten umfassend informiert sein, bevor sie pränataldiagnostische Untersuchungen in Anspruch nehmen.

■ ■ **Zu 3: Ist Ultraschall sinnvoll?**

Ultraschall ist sinnvoll?

Ultraschall ist ein medizinisch sinnvolles, sicheres, schmerzloses und einfaches Untersuchungsverfahren in der Schwangerschaft. Es trifft zu, dass die allermeisten Kinder gesund und komplikationslos zur Welt kommen. Es ist richtig, dass Schwangerschaft keine Krankheit ist, sondern eine der natürlichsten und erfreulichsten Sachen der Welt.

> ❯ Zur Ultraschalluntersuchung kommen daher keine
> Patientinnen, sondern schwangere Frauen.

Die Untersuchung ist also eine Art »Gesundenuntersuchung für ungeborene Kinder«. Sie soll in den seltenen Fällen einer kindlichen Fehlbildung oder Entwicklungsstörung durch möglichst frühe Entdeckung helfen, den Kindern einen optimalen Start ins Leben zu ermöglichen.

Gesundenuntersuchung für ungeborene Kinder

Es ist ein weit verbreiteter Irrtum, dass man ohnehin nichts machen könnte, falls man etwas entdecken würde. In nicht wenigen Fällen kann schon während der Schwangerschaft eine Therapie begonnen werden, die noch in der Gebärmutter lebensrettend für das ungeborene Kind sein könnte. Oder es kann bei Entdeckung einer Auffälligkeit beim Kind die Geburt in einem spezialisierten Zentrum geplant werden, wo unmittelbar im Anschluss mit der Therapie begonnen wird, ohne noch Zeit mit der Erstellung einer Diagnose oder einem vielleicht vermeidbaren und gefährlich langen Transport in ein Zentrum zu verlieren.

> ❯ Weiterführende und spezialisierte Ultraschalluntersuchungen
> sind wie eine freiwillige Gesundenuntersuchung für das
> ungeborene Kind zu verstehen, und bei Bedarf könnte in nicht
> wenigen Fällen schon während der Schwangerschaft eine
> Behandlung begonnen werden!

■ Woher sind gute Informationen zu beziehen?

Die Entscheidung, ob zusätzliche Ultraschalluntersuchungen in der Schwangerschaft infrage kommen, fällt die Schwangere gemeinsam mit ihrer Frauenärztin. Diese ist meist auch die Ansprechperson, zu der ein Vertrauensverhältnis besteht. Die besten Informationen bekommt die Schwangere also von ihr!

Das Internet ist nur eine bedingt gute Informationsquelle, da es mitunter schwer zu erkennen ist, wie seriös die Quelle ist. Unter den vielen Schwangerschaftsforen gibt es vermutlich einige, die eher einer Selbsthilfegruppe für unzufriedene, enttäuschte oder traumatisierte Betroffene gleichen als einer seriösen Informationsquelle. Wenn Betroffene dort hineingeraten und stöbern, besteht eine ausgezeichnete Chance, die weitere Schwangerschaft in Panik zu verbringen.

Infos aus dem Internet?

Wer schreibt schon in den einschlägigen Foren, dass am Anfang der Schwangerschaft die Übelkeit sehr lästig war, im Hochsommer der dicke Bauch mühsam wurde, die Wehen wirklich weh taten und das Stillen gleich nach der Geburt nicht sofort geklappt hat. Das ist ohnehin alles normal, würden erfahrene Mütter nun sagen, und keiner würde es schreiben, und wenige wollen es lesen.

Gepostet werden also anscheinend nur die als besonders erlebten oder sehr dramatischen (bzw. entsprechend ausgeschmückten) Fälle. Offenbar spiegelt sich auch hier eine wachsende »Mediengeilheit« und ein ungestilltes und ungefiltertes digitales Mitteilungsbedürfnis wieder, sodass es im Internet nicht nur eine Kindersicherung, sondern auch eine »Schwangerensicherung« geben sollte.

Das heißt nicht, dass Betroffene sich nicht auf »vernünftigen« und seriösen Seiten über Geburtshäuser, Geburtsstationen und andere Angebote informieren sollten. Gute und v. a. richtige Informationen sind auch auf den Webseiten der nationalen Gesellschaften für Ultraschall in der Medizin oder den Informationsseiten der national zuständigen Ministerien für Gesundheit erhältlich. Aber bei medizinischen Fragen sollten sich die Schwangeren bitte an die, wie es so schön heißt, »Frauenärztin oder Hebamme ihres Vertrauens« wenden.

Infos aus Büchern

Gleiches gilt übrigens auch für die unzähligen Bücher und Ratgeber für die Schwangerschaft, in denen die Sachverhalte durchaus etwas unterschiedlich dargestellt sein können. Grundsätzlich ist das kein Problem, solange die Betroffenen nicht mehrere Bücher gleichzeitig lesen, alles als »absolut« interpretieren und sich dadurch verunsichern lassen.

Beispiel Kindesbewegungen   Steht etwa in einem Buch, das Kind sei ab der 18. Schwangerschaftswoche (SSW) zu spüren, kann in einem anderen dagegen die 22. SSW oder später genannt sein. Eigentlich haben beide Recht. Wird das erste Buch zu allzu wörtlich genommen, wird die Schwangere sehr beunruhigt sein, falls ihr Kind in der 20. Woche noch nicht kräftig gegen ihre Bauchdecke tritt. Hier gilt wieder der Hinweis: Fragen Sie bei Verunsicherung Ihre Ärztin oder Hebamme und nicht die Ausführungen eines Buches, eine Apothekerin, die Nachbarin oder die beste Freundin. Da jede Schwangerschaft anders ist, spüren Mütter ihre Kinder vollkommen unterschiedlich manchmal schon in der 18. SSW und manchmal erst in der 26. SSW – in beiden Fällen bei einer völlig normalen Schwangerschaft. Die Unterschiede liegen sowohl am Temperament und an der Lage des Kindes als auch am Körper der Mutter. Es gibt keine allgemein gültige Regel!

Am einfachsten wäre es, die ungeborenen Kinder würden die Schwangerschaftsbücher lesen. Dann würden sie nämlich wissen, wann sie wohin treten sollen und was ihre werdenden Mütter und Väter von ihnen erwarten, damit diese als Eltern beruhigt sind. Sie tun es aber nicht! Das könnte eigentlich später genauso für diverse Erziehungsbücher gelten, aber das ist definitiv ein anderes Thema.

> ❯ Die besten, relevantesten und richtigsten Informationen über ihre Schwangerschaft bekommen Schwangere von ihrer Frauenärztin oder Hebamme und nicht notwendigerweise aus dem Internet oder aus Büchern.

▪ Ultraschall – bei wem?

Wer führt spezielle Untersuchungen durch?

Die erste Ansprechpartnerin für die Schwangerschaft und die dazugehörigen Untersuchungen ist immer die Frauenärztin. Sie kann ausführlich über alle möglichen Untersuchungen und deren Sinn aufklären, und die Schwangeren können dann die für sie passende Entscheidung treffen. Die Routine-Ultraschallkontrollen werden von der Frauenärztin durchgeführt. Die über diese Basis-Ultraschalle hinausgehenden Untersuchungen in der Schwangerschaft haben sich zu einem Spezialgebiet entwickelt. Ultraschall in der pränatalen Diagnostik ist ebenso eine Spezialdisziplin innerhalb der Frauenheilkunde geworden wie Onkologie, die sich mit Krebserkrankungen befasst, die Endokrinologie, die sich mit Hormonen beschäftigt, oder die Urogynäkologie, die sich mit dem Zusammenspiel von Beckenboden und Harnsystem besonders auskennt – um nur einige im Bereiche der Frauenheilkunde und Geburtshilfe zu nennen. Falls die Frauenärztin hier nicht spezialisiert ist oder nicht über die erforderlichen und sehr teuren Geräte verfügt, wird sie Kontakte herstellen oder Adressen anbieten, wo und von wem diese speziellen Untersuchungen qualitativ hochwertig durchgeführt werden können.

Im Schwangeren-Ultraschall hat sich ein Standard der Qualitätssicherung durchgesetzt, der sich in einem Stufensystem widerspiegelt. In den deutschsprachigen Ländern gibt es die Zertifizierungsstufen I–III der nationalen Gesellschaften für Ultraschall in der Medizin. Diese Stufen existieren nicht nur für den Ultraschall in der Schwangerschaft, sondern auch für andere medizinische Fachgebiete, die Ultraschall verwenden, wie z. B. Radiologie, innere Medizin oder Kinderheilkunde.

Das Stufensystem

Stufe I entspricht Untersucherinnen im niedergelassenen Bereich, die eine gewisse Anzahl von Untersuchungen nachweisen müssen. Das Zertifikat kann alle 8 Jahre verlängert werden.

Stufe II entspricht Ultraschallspezialisten im nichtuniversitären Bereich. Sie müssen nach der Stufe I und dem Nachweis von speziellen Erfahrungen und Weiterbildungen eine Prüfung ablegen und alle 5 Jahre einen spezialisierten Tätigkeitsnachweis erbringen, um dieses Zertifikat verlängern zu können.

Stufe III ist den Spezialisten im Hochschulbereich vorbehalten, die sich auf dem Gebiet des Ultraschalls habilitiert haben, die also Dozent an einer Universität sind und die Leitung oder stellvertretende Leitung einer universitären Einrichtung mit Schwerpunkt Pränatalmedizin innehaben. Im angelsächsischen Raum gibt es ähnliche Zertifizierungen, die hauptsächlich von der *Fetal Medical Foundation* (FMF) in London ausgehen.

Zertifizierungen

Unabhängig davon sind andere spezielle Qualitätsrichtlinien wie die Zertifizierung für die Berechnung des Risikos für eine Auffälligkeit der Erbanlagen des Kindes, z. B. beim sog. Combined-Test das Down-Syndrom. Für eine korrekte Berechnung benötigen die Frauenärztinnen eine Prüfung sowie eine spezielle Software, die nur mit einem gültigen Zertifikat, das jährlich erneuert werden muss, freigeschaltet werden kann. Auf den Webseiten der spezialisierten Institute sind die Hinweise auf die Zertifizierungen zu finden. Hier ist ein wichtiger und erfreulicher Schritt der Qualitätssicherung im Schwangeren-Ultraschall erfolgt.

Qualitätssicherung

In diese Berechnungen gehen viele Parameter des Kindes und der Schwangeren ein, und anhand eines komplizierten Algorithmus wird ein individuelles Risiko ermittelt. Die oft genannte Nackentransparenz ist eine Flüssigkeitsansammlung im Bereich des Nackens des Kindes (Nackenödem), das im ersten Schwangerschaftsdrittel für die Berechnung des Risikos für ein Down-Syndrom mitverwendet wird. Der alleinige Messwert des Nackenödems, sagt – wie leider mitunter behauptet wird – noch nicht viel aus. Als Vergleich: Wenn nur angegeben würde, im Garten herrschten 15 °C, bedeutet dieser absolute Wert noch nicht viel, da 15 °C in unseren Breiten im Januar relativ warm und im August relativ kühl sind.

Risikoberechnungen sind kompliziert und heikel und haben daher immer einen Wert, der eine Wahrscheinlichkeit in der Form von »1:irgendeiner Zahl« beschreibt. 1:300 bedeutet z. B., dass von 300 Personen eine betroffen ist; das bedeutet ein Risiko von 0,3% oder, anders ausgedrückt, in 99,7% der Fälle besteht kein Risiko. Allerdings, wie man es auch betrachtet, es handelt sich immer um die Berechnung der Wahrscheinlichkeit eines Risikos und nie um ein definitives Ergebnis. Aber eine sehr geringe Wahrscheinlichkeit auf ein Risiko ist für viele Eltern in der Schwangerschaft sehr beruhigend! Mehr darüber in ▶ Kap. 11.

Hartnäckige Mythen über Ultraschall

© Springer-Verlag GmbH Deutschland 2017
M. Burger, *Unser Baby im Ultraschall*,
DOI 10.1007/978-3-662-53458-8_5

Ist Ultraschall gefährlich für das Kind?

Ist Ultraschall gefährlich für mein Kind? Diese bange Frage taucht bei den heutigen Schwangeren erfreulicherweise viel seltener auf als noch vor 10 oder 20 Jahren. Das liegt vermutlich auch daran, dass nun schon die 2. und 3. Generation von Müttern mit dieser Untersuchungsmethode »groß geworden« ist und keine negativen Auswirkungen bekannt geworden sind. Dennoch beschäftigt diese Frage natürlich jede Schwangere vor der Untersuchung, und das ist gut so! Die Antwort auf diese Frage erscheint simpel: So weit alle seriösen Untersuchungen der letzten mehr als 60 Jahre belegen, ist Ultraschall ungefährlich für die Schwangere und ihr Kind!

Doch so einfach ist es leider nicht, Bedenken zu zerstreuen. Für die Anwendung von Ultraschall könnte zusätzlich argumentiert werden: In den USA – dem Land, in dem bei Weitem am häufigsten und meisten aus medizinischen Gründen während Schwangerschaften sonographiert wird – sind sog. Fetus-Partys mit Baby-Fernsehen der absolute Hit, und in Einkaufzentren boomt das Angebot für Baby-Watching in der Shopping-Pause.

Doch bevor wir nur über die Amerikaner lästern: In einer deutschen Kleinstadt hat ein Nagelstudio einen kleinen Kinoraum eingerichtet, in dem für Schwangere und ihre Angehörigen 45 Minuten Baby-Fernsehen in 3D angeboten wird!

ALARA-Prinzip

Derart unsinnige Auswüchse sind selbstverständlich kein vernünftiges Argument! Und fernab von jeder Debatte über eine vermutete Gefahr für das Kind gilt für den Ultraschall, wie für jede andere medizinische Untersuchung, das ALARA-Prinzip (*as low as reasonably achieveable* – so wenig als vernünftigerweise erreichbar) bei der Erstellung einer Diagnose.

> ❯ Keine Untersuchung soll und darf länger dauern als notwendig, egal ob sie körperlich oder mit technischen Hilfsmitteln, wie es z. B. der Ultraschall ist, durchgeführt wird!

Verschwörungstheorien

Es existieren aber noch immer Webseiten, auf denen Ultraschall als diagnostische Methode verdammt wird und die Verschwörungen vermuten, damit die angeblich gefährlichen Nebenwirkungen nicht öffentlich werden.

Elvis, UFOs und die Mondlandung

Apropos Verschwörungstheorien: Die USA sind neben Fetus-Partys und Baby-Watching das Land, in dem immerhin 10% der Bevölkerung glauben, Elvis würde noch leben, und er hätte nur den Showrummel satt; 20% sind fest überzeugt, dass in der berühmten *Area 51* in Nevada ein UFO versteckt wird und Aliens dort mitarbeiten (◻ Abb. 5.1); fast 30% gehen fest davon aus, dass sowohl die Mondlandung 1969 als auch die nachfolgenden bis 1972 in einem Filmstudio nachgestellt wurden, um J. F. Kennedys Versprechen aus dem Jahr 1961 einzulösen und sich im Kalten Krieg nicht zu blamieren. Das sind Beispiele für die eher harmlosen Mythen, Gerüchte oder Verschwörungstheorien, die nicht nur jenseits des Atlantiks in Umlauf sind – von Chemtrails und Ähnlichem soll hier gar nicht die Rede sein.

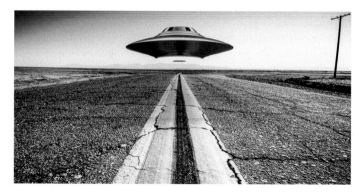

Allerdings besteht hier ein gewisser Argumentationsnotstand: Es existiert kein Gegenbeweis, dass Elvis nicht doch lebt, dass in Nevada nicht doch Aliens arbeiten und dass die Mondlandungen nicht doch ein großer Schwindel sind. Dinge, die es nicht gibt, lassen sich nicht direkt beweisen, also könnte es ja doch sein, dass …

Wenn es in dieser verschwörungstheoretisch-ängstlichen Atmosphäre im bekannt klagefreudigen Amerika also auch nur einen kleinen Hinweis gäbe, das Ultraschall in der Schwangerschaft schädlich sein könnte, würden sich die Zivilgerichte vor einer Klageflut nicht retten können, die Anwälte würden Feste feiern, weil ihre Konten förmlich übergingen, und die Ultraschallfirmen hätten permanent Millionenbeträge an Vergleichszahlungen zu überweisen. Jegliches Anzeichen eines aus Sicht der Eltern Nicht-perfekt-Seins oder Nicht-perfekt-Funktionierens des Kindes könnte dem Ultraschall während der Schwangerschaft zugeschoben werden: die nicht bestandene Prüfung, besondere Lebhaftigkeit, Linkshändigkeit oder mangelndes Talent für Leistungssport, um nur einige Beispiele zu nennen.

> ❯ Es gab in den letzten 60 Jahren keine seriöse wissenschaftliche Studie, die einen Hinweis darauf geliefert hätte, dass – nach den vorgeschriebenen Standards angewandter – Ultraschall in der Schwangerschaft einen negativen Einfluss auf den Körper von Mutter oder Kind hat.

Zugegebenermaßen sind auch das noch keine fundierten wissenschaftlichen Argumente. Damit kann man sich aber einigen der vermuteten Risiken einer Ultraschalluntersuchung in der Schwangerschaft seriöser nähern.

- ■ **Mythos 1: Ultraschall ist so laut wie ein vorbeifahrender Schnellzug**

Es ist richtig, dass, rein physikalisch, Ultraschall laut sein könnte, Menschen können Schallwellen mit diesen Frequenzen aber nicht hören. Wenn besorgte Schwangere ihre Ärztin zu diesem Thema befragen,

Ultraschall ist laut!?

kann sie ihnen den Schallkopf entgegen halten und sie fragen, ob sie etwas hören. Das müssen sie verneinen. Wird ihnen der Schallkopf direkt auf das Ohr gehalten, hören sie manchmal das sehr leise Klicken der im Schallkopf eingebauten Mechanik. Da die ungeborenen Kinder den gleichen Aufbau des Ohres und die gleiche Physiologie des Hörens haben wie Erwachsene, können sie den Ultraschall ebenfalls nicht hören. Fledermäuse könnten das, doch wer hat schon Fledermäuse in einem Ultraschallzimmer beobachtet? Es wäre den armen Tieren dort vermutlich gar nicht zu laut, aber ihre Orientierung würde leiden, wenn sie die gleichen Frequenzen wie das Ultraschallgerät verwenden würden.

Natürliche Geräusche im Bauch

Ab ungefähr der 28. SSW können alle gesunden ungeborenen Kinder Schallwellen im hörbaren Bereich wahrnehmen. Ihre »akustische Umgebung« besteht hauptsächlich aus mütterlichen Geräuschen wie Herzschlag, Atem- und Darmgeräuschen, Schlucken, Husten, der Stimme der Mutter etc. Diese Geräuschkulisse sinkt nie unter ca. 30 dB, was leiser Musik oder Flüstern entspricht. Die Lautstärke kann aber auch ganz natürlicherweise, wenn auch nur kurzfristig, bis auf 85 dB ansteigen, was vergleichbar ist mit einer stark frequentierten Durchgangsstraße in 10 Metern Entfernung oder einem vorbeifahrenden Schnellzug. Zwei Personen müssten sich dann anschreien, um sich unterhalten zu können. Ungefähr so laut kann es in der Gebärmutter durchaus werden, möglicherweise nach Genuss einer Bohnensuppe mit anschließend heftig protestierenden Darmgeräuschen. Alles was das Kind hören kann, müsste dann lauter sein als diese Grundgeräusche.

In etlichen Ländern werden Arbeitsplätze für Schwangere, die einen Dauerschallpegel von über 90 dB aufweisen, »nicht empfohlen«. Die Wahrscheinlichkeit, dass eine Schwangere z. B. am Flughafen Flugzeuge einweisen würde (was dieser Geräuschintensität entspräche), ist real zugegebenermaßen sehr gering.

Schwangere arbeiten aber im Gastgewebe mit Musikdauerbeschallung oder als Musikerinnen – gleich welcher Musikrichtung. In diesen Fällen sind sie sehr wohl dauerhaft ähnlichen Lärmpegeln ausgesetzt, ganz abgesehen von Konzerten, wo sich die Fans möglichst weit vorne vor den Lautsprechern versammeln, oder in einem getunten Klein- oder Mittelkasse-PKW mit Spoiler und extrabreiten Reifen, der auch bei geschlossenen Fenstern den ganzen Straßenzug beschallt. Ohne Zweifel ist das nicht gesund. Doch nun zurück zum ungeborenen Kind.

Babys zucken zusammen

Kinder, die schon hören können, können auch erschrecken. Wenn es in der vertrauten mütterlichen Schallumgebung relativ ruhig ist und plötzlich ein Geräusch ertönt, das 40 dB oder mehr lauter ist als davor, dann kann es genauso wie ein Erwachsener zusammenzucken, und das spürt die Mutter. Der Unterschied von 40 dB entspricht z. B. dem Übergang vom Flüstern in einem leisen Zimmer mit ca. 30 dB zum Motorradgeräusch in ca. 10 Metern Entfernung mit ca. 70 dB.

Die Lautstärke hängt aber auch von der Frequenz und der Dämpfung des Schalls, hier durch den Körper der Mutter, ab. Je höher die Frequenz des Schalls, desto mehr wird gedämpft, je tiefer die Frequenz, desto eher dringt der Schall ein. Tiefe Bässe bei einem Konzert sind tief im Bauch zu spüren, die beim Ultraschall verwendeten Schallwellen sind aber sehr hochfrequent und können nicht weit in den Körper eindringen.

Eigentlich geht es aber nicht um Lautstärke, was eher subjektiv ist, sondern um Schallenergie. Hier wird es etwas komplizierter, denn die Energie ist ja nicht zu hören, aber sie ermöglicht es den Schallwellen, sich weiterzubewegen. Es könnte theoretisch problematisch werden, wenn eine Untersucherin mit der maximalen Energie, die ein Ultraschallgerät erzeugen kann, über lange Zeit direkt auf das kindliche Innenohr zielt und der Schall maximal gebündelt genau dort auftrifft. Dies ist ein sehr unrealistisches Szenario, denn lange Zeit bedeutet in diesem Zusammenhang mehr als 20 Minuten. Es gibt keinen medizinischen Grund, eine Ultraschalluntersuchung derart durchzuführen, da das Innenohr im Ultraschall normalerweise überhaupt nicht darstellbar ist. Außerdem dürften sich alle Beteiligten (Mutter, Untersucherin und Kind) über längere Zeit nicht auch nur um einen Zehntelmillimeter bewegen, was praktisch unmöglich ist. Letztlich limitiert das Ultraschallgerät aus Sicherheitsgründen automatisch die abgegebene Energie, sodass kritische Bereiche nicht erreicht werden können.

Schallenergie

- **Mythos 2: Babys drehen sich vom Ultraschall weg, da er ihnen unangenehm ist**

Die Kinder können den Ultraschall nicht hören, und sie spüren ihn auch nicht. In den meisten Fällen schlafen die Kinder, was für die Untersucherinnen angenehm ist, wenn das Kind günstig liegt. Liegt es ungünstig, z. B. mit dem Rücken nach vorne oder in einer sog. Querlage, wäre es den Untersucherinnen lieber, das Kind würde sich etwas bewegen (offenbar ist es nicht einfach, es Pränataldiagnostikerinnen recht zu machen).

Babys mögen Ultraschall nicht!?

Von einer Querlage wird besprochen, wenn das Kind nicht von oben nach unten in der Achse der Mutter, sondern von links nach rechts, also quer, liegt.

Es kommt vor, dass das Kind beim Ultraschall während einer »Turnstunde« angetroffen wird, was wiederum das Untersuchen nicht erleichtert, aber zumindest für die Eltern lustig ist. Manchmal wenden sich die Kinder ab, manchmal drehen sie sich fotogerecht zur Kamera. Ersteres ließe sich als »es will nicht« interpretieren, Letzteres als »ach, wie süß«. Ohne Zweifel ist der zweite Fall für die Beobachter beeindruckender, im Grunde ist es aber Glücksache, was das Kind gerade tut und wie es liegt.

Kindesbewegungen während des Ultraschalls

Dass Kinder nach Aussage mancher Mütter beim Ultraschall mehr herumhüpfen als sonst, liegt eventuell daran, dass die Mutter die Kindesbewegungen im Liegen besser und leichter spürt. Viele Mütter berichten auch, ihr Kind sei immer nur abends so aktiv. Am Abend haben die Mütter nach der Tagesarbeit auf der Couch eher Ruhe, Zeit und Muße, in ihren Bauch »hineinzuhören« und ihr Kind gut zu spüren.

Andere Mütter spüren ihr Kind anscheinend intensiver, wenn sie die Bewegungen des Babys gleichzeitig auf dem Ultraschallmonitor sehen. Viele Mütter sind vor einer Ultraschalluntersuchung angespannt und ein bisschen nervös, was sich auch auf das Kind übertragen könnte, oder das Kind wacht auf, weil es fremde Stimmen hört.

> **Es gibt viele Erklärungsmöglichkeiten, aber keinen Hinweis darauf, dass Kinder mit ihren natürlichen Bewegungen während der Ultraschalluntersuchung den Schallwellen ausweichen wollen.**

5

Druck durch den Schallkopf

Schwangere müssen auch nicht besorgt sein, dass ein eventueller Druck mit dem Schallkopf auf ihren schwangeren Bauch das Kind gefährdet. Ihr Kind ist in der starken Muskelschicht der Gebärmutter und der Fruchtblase ausgezeichnet geschützt. Falls die Untersucherin einmal etwas stärker auf die Bauchdecke drücken muss, um ein bestimmtes Detail des Kindes darstellen zu können, ist das für die Mutter möglicherweise unangenehm (v. a. im Bereich der Harnblase), aber für das Kind unbedenklich.

Auch der Sicherheitsgurt in ihrem Auto könnte übrigens für manche Schwangere unangenehm sein, für das Kind ist er nicht spürbar, im Ernstfall aber lebensrettend.

■   **Mythos 3: Ultraschall fördert Linkshändigkeit**

Ultraschall fördert Linkshändigkeit?

Abgesehen von der Tatsache, dass Linkshändigkeit weder etwas Abnormales noch etwas Krankhaftes ist, trifft diese Behauptung nicht zu. Beim Menschen existiert wie auch bei vielen Tieren das sog. Phänomen der Händigkeit, also die bevorzugte Verwendung einer bestimmten Hand bei koordinatorischen oder feinmotorisch anspruchsvollen Handlungen. Die Anzahl der Personen, bei denen eine Dominanz der linken Hand, also Linkshändigkeit, vorliegt, ist seit jeher in allen relevanten und spezifischen Tests mit 10–15 % gleich. Bei offenen Befragungen der Personen ist der Prozentsatz geringer als bei speziellen Tests, da viele Menschen in ihrer Jugend umlernen mussten. Unter älteren Personen sind deshalb Linkshänder in den Statistiken der Befragungen (nicht der Tests!) relativ seltener. Da heute bei einer Dominanz der rechten Hirnhälfte und der damit verbundenen Linkshändigkeit die Kinder nicht mehr umerzogen werden, nimmt die Häufigkeit der »aktiven Linkshänder« zu. Das heißt, es ist einer verbesserten Pädagogik und dem besseren Verständnis der menschlichen Physiologie zu verdanken, dass es mehr offensichtliche Linkshänder als früher gibt, und es handelt sich nicht um eine unerwünschte Wirkung des Ultraschalls.

■   **Mythos 4: Ultraschall zerstört Zellen**

Ultraschall zerstört Zellen!?

Theoretisch kann Ultraschall – richtiger: die aufgewendete und auf die Zellen wirkende Energie – Zellen zum Platzen bringen. Diese als Kavitation bezeichneten Effekte können über eine Blasenbildung innerhalb der Zelle oder über Vibrationen der gesamten Zelle wirken. Es gibt viele

Laborversuche, bei denen im Reagenzglas exklusiv auf eine einzelne Zelle lange Zeit mit hoher Energie Ultraschallwellen eingewirkt haben. Dadurch sind die physikalischen Effekte sehr genau bekannt. Aufgrund dieser Untersuchungen haben viele unabhängige Institutionen eine gemeinsame und international gültige Begrenzung der Schallintensität eingeführt, die von keinem Ultraschallgerät überschritten werden darf und kann. Die aktuellen Werte und die Grenzen – sie werden durch den mechanischen Index (MI; ▶ Kap. 3) beschrieben – sind auf jedem Monitorbild permanent eingeblendet. Die Grenzwerte wären auch bei einem konstanten Schallstrahl auf einen Punkt oder eine einzelne Zelle über lange Untersuchungszeiten sicher, was in der Praxis nicht annähernd realistisch ist.

❯ Das bedeutet, dass es zwar theoretisch denkbar wäre, mit hochenergetischen Schallwellen Zellen zu beschädigen, dieses aber bei einer herkömmlichen Ultraschalluntersuchung mit modernen Ultraschallgeräten schon allein aus technischen Gründen nicht möglich ist.

■ **Mythos 5: Das Fruchtwasser erwärmt sich gefährlich**
Flüssigkeiten lassen sich durch Zufuhr von Energie erwärmen und zum Kochen bringen, das funktioniert bei jedem Teewasser oder jeder Suppe. Hier stellt sich wieder die Frage, wieviel Energie man auf die Flüssigkeit einwirken lässt.

Ultraschall erhitzt gefährlich!?

Wird eine Zelle im Reagenzglas mit der Energie eines voll aufgedrehten Ultraschallgeräts lange Zeit »beschallt«, kann sich diese Zelle um bis zu 1,5 °C erwärmen. Theoretisch wird es für menschliche Zellen ab einer Temperatur von ca. 42–43 °C gefährlich, deshalb ist derart hohes Fieber über eine längere Zeitspanne für den Organismus lebensbedrohlich.

Um eine einzelne Zelle des Kindes mithilfe von gebündelten Ultraschallwellen über lange Zeit mit Energie zu versorgen, müsste der Ultraschallstrahl unverändert genau auf diese Zelle treffen, ohne dass sich irgendetwas in diesem System auch nur um einen Hundertstelmillimeter bewegt. Das ist bei einer kindlichen Zelle illusorisch und im Fruchtwasser überhaupt unmöglich. Selbst wenn es doch gelingen würde, würde diese Zelle die überschüssige Wärme sofort an die Umgebung abgeben, und diese Umgebung im Kind sowie das Fruchtwasser würden diese thermische Energie umgehend ableiten.

Hierfür besteht eine theoretische Ausnahme, wenn nämlich mit der etwas höheren Energie des Doppler-Ultraschalls in der Nähe oder direkt am kindlichen Knochen ein Gefäß untersucht, also »gedopplert« wird. Hier könnte angenommen werden, dass eine eventuelle Temperaturerhöhung nicht so leicht und unmittelbar durch die Umgebung abgeleitet wird. Deshalb soll in diesen Situationen der Ultraschall so kurz wie möglich und nur so lange wie nötig einwirken. Aber auch in diesem Fall begrenzt das Ultraschallsystem die Energiezufuhr über den thermischen Index (TI; ▶ Kap. 3).

Wichtig ist, dass Flüssigkeiten gute Wärmeleiter sind und sofort kühlen, indem sie Energie abgeben und diese »verteilen«. Verbrennt man sich am heißen Teewasserkessel und hält den Finger dann unter einen Wasserstrahl, kühlt das sofort. Sollte dieses Beispiel auch nicht überzeugen, dann sei darauf hingewiesen, dass die Normaltemperatur des Menschen im Körperinneren bei ca. 38 °C liegt. Selbst wenn noch ein Grad dazukommt, erreicht die hypothetische Erwärmung um maximal 1,5 °C höchstens 40,5 °C, sie bewegt sich also noch im sicheren Bereich. Hätte eine werdende Mutter hohes Fieber mit mehr als 41 °C und wäre sie daher schwer krank, hätten die betreuenden Personen andere Prioritäten und Sorgen als einen lang dauernden Ultraschall des Kindes.

> **Zellen des Kindes oder das Fruchtwasser mit Ultraschall zu erhitzen, ist in der Praxis nicht möglich!**

■ **Fazit**

Auch wenn Ultraschall als ungefährlich für Mutter und Kind gilt, sind derartige Bedenken ernst zu nehmen, und der Ultraschall ist so verantwortungsvoll und zurückhaltend wie möglich einzusetzen. Das gilt, wie bereits ausgeführt, ohnehin für jede medizinische Untersuchung.

Verwunderlich wird es jedoch manchmal, wenn Eltern wegen ihrer Bedenken über die Schädlichkeit von Ultraschall nur sehr zögerlich zur Untersuchung kommen, dann aber zusätzlich zu den Standardvorgaben möglichst viele Fotos, Videos, Einstellungen von Profil und Geschlecht sowie 3D-Bilder haben möchten.

Die häufigsten Fragen beim Ultraschall

© Springer-Verlag GmbH Deutschland 2017
M. Burger, *Unser Baby im Ultraschall*,
DOI 10.1007/978-3-662-53458-8_6

Die Ultraschalluntersuchung ist aus der Sicht der Schwangeren ein guter Zeitpunkt, die Fragen zu stellen, mit denen sich die werdenden Eltern beschäftigen und die auch Freunde und Bekannte immer wieder stellen: Was wird es? Wie weit bin ich? Wie schwer ist es schon? Wie groß ist es schon?

In der Hitliste der häufigsten Fragen sind die Top-Vier sicherlich folgende (◘ Abb. 6.1):

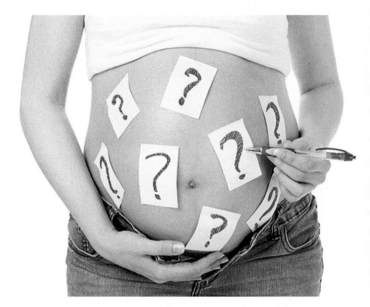

◘ **Abb. 6.1**   Die vier häufigsten Fragen: Was? Wie weit? Wie schwer? Wie groß? (© inarik/Fotolia)

■   **Frage 1: Junge oder Mädchen?**

Die gefühlt am häufigsten gestellte Frage werdender Eltern ist: Was wird es denn? Manchmal ist es besser, sich als Untersucherin die in dieser Situation schnippische und unpassende Antwort zu verkneifen: »Ein süßes Baby!« Je nach Tagesverfassung würde man auch gerne einmal den Zusatz »süßes« weglassen (◘ Abb. 6.2).

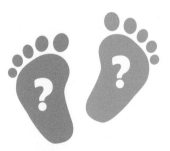

◘ **Abb. 6.2**   Die wahrscheinlich häufigste Frage: Junge oder Mädchen? (© rosifan19/Fotolia)

Da Ultraschall ein bildgebendes Verfahren ist, ist diese Frage für die Eltern naheliegend, sie strapaziert aber manchmal auch die Nerven der Untersucherinnen. Das Geschlecht festzustellen, hat bei Pränataldiagnostikerinnen keine hohe Priorität, da es ihnen um den Gesundheitszustand des ungeborenen Kindes geht und nicht um die potenzielle Farbauswahl für das Kinderzimmer oder den ersten Strampelanzug. Übrigens: rot, gelb, weiß, grün oder andere geschlechtsneutrale Farben sind auch recht hübsch.

Die Ausprägung des Geschlechts des Kindes, präzise gesagt: die Differenzierung seiner äußeren Geschlechtsmerkmale, erfolgt zwischen der 11. und 14. SSW. Klitoris und Penis sehen im 1. Trimester sehr ähnlich aus und unterscheiden sich fast nur im Winkel zur kindlichen Körperachse. Man kann sich also schon in der Prognose irren, und auch die moderne Fachliteratur empfiehlt, mit Geschlechtsprognosen vor der 14. SSW sehr zurückhaltend zu sein. Außerdem ist zu beachten, dass in manchen europäischen Ländern eine Mitteilung des Geschlechts des Kindes im ersten Schwangerschaftsdrittel gemäß den nationalen Gendiagnostik- bzw. Gentechnikgesetzen nicht erlaubt ist.

Geschlechtsbestimmung im
1. Trimester

Danach sieht es – v. a. in geschlechtsdiagnostischer Hinsicht – wesentlich besser aus, zumindest theoretisch. Die inneren Geschlechtsorgane sind im Normalfall kaum bis gar nicht zu sehen, d. h., die Untersucherinnen müssen dem Kind sonographisch zwischen die Beine schauen – sofern das Kind das erlaubt. Und das wiederum ist limitiert durch die Lage des Kindes. Wenn das Kind nicht günstig liegt, ist es schwer, eine sichere Bestimmung des Geschlechts durchzuführen. Manche Kinder erhalten die Spannung bis zur Geburt aufrecht und »zeigen sich bis dahin nicht«. Manchmal gibt es Verwunderung bei der Geburt, wenn das angekündigte Geschlecht des Kindes nicht zutrifft und die Farbe der erworbenen Strampelanzüge und des Kinderzimmers – zumindest nach Ansicht der überraschten Eltern – nicht zum tatsächlichen Geschlecht passen.

Spätere Geschlechtsbestimmung

Die Farben der Baby-Ausstattung sind dem Kind selbst vermutlich egal, da die ersten Strampler ohnehin nur wenige Wochen – wenn überhaupt – passen und das Kind, bis es eine dezidierte Vorliebe für Kinderzimmerfarben entwickelt hat, die Wände im Normalfall bereits nach eigenen Kunstverständnis dekoriert und »verschönert« hat. Einige Verwandte oder Bekannte werden jedoch immer irritiert sein, wenn ein Mädchen in einem blauen oder ein Junge in einem rosa Zimmer gestillt »werden muss«.

Hier eine wahre Anekdote aus Italien zum Thema Geschlechtsbestimmung beim Ultraschall: Vor vielen Jahren kündigte ein geschäftlich findiger, medizinisch aber windiger (im Sinn von zwielichtig) Arzt südlich von Rom an, er könnte in der Schwangerschaft zu 100% das Geschlecht des ungeborenen Kindes feststellen. Das funktioniert selbstverständlich nicht, aber dennoch pilgerten über einen längeren Zeitraum viele Paare, besonders aus Süditalien, zu ihm, um sich mit angeblich 100%iger Sicherheit das Geschlecht ihres Nachwuchses mitteilen zu lassen. Dieser Arzt war damals in der lokalen Fachgemeinschaft,

»Geschlechtsbestimmung« in
Süditalien

diplomatisch ausgedrückt, nicht gerade bekannt für seine herausragenden Fertigkeiten im Schwangeren-Ultraschall.

Hatte dieser Arzt also das Geschlecht gesehen und konnte es bestimmen: gut. Wenn nicht, sagte er eben irgendetwas, denn zu 50% hatte er ja mit Sicherheit Recht (◘ Abb. 6.3). Da er aber eine Garantie abgegeben hatte, musste er mit Reklamationen rechnen. Um auf diese reagieren zu können, vermerkte er in seiner Dokumentation immer das jeweils andere Geschlecht als das, welches er dem Paar prophezeit hatte. Damit waren also sowohl sonographische Irrtümer als auch seine frei erfundenen »Wahr-Sagungen« abgedeckt.

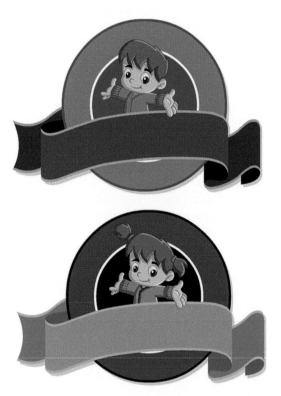

◘ **Abb. 6.3**   Junge oder Mädchen – die Chance steht immer bei ca. 50:50 (© denis_pc/Fotolia)

Wenn er also einen Jungen angekündigt hatte, und die Eltern des dann eingetroffenen Mädchens wollten sich beschweren, zeigte er ihnen die Dokumentation mit dem Eintrag »weiblich« und behauptete selbstherrlich, sie hätten sich wahrscheinlich in der Aufregung verhört. Wenn es tatsächlich ein Junge wurde, meldete sich ohnehin niemand mehr, oder er bekam im besten Fall ein Dankesschreiben. Falls er gar nichts mehr von den Eltern hörte, genoss er die Ruhe und sein ständig wachsendes Bankkonto. Natürlich flog er eines Tages auf; ob daran eine verärgerte »Familie« aus dem südlichsten Italien oder neidische

Kolleginnen beteiligt waren, ist nicht überliefert. Er wurde schließlich mit der Anklage des schweren und gewerbsmäßigen Betrugs aus dem sonographischen Verkehr und ins Gefängnis gezogen.

Zur Klarstellung: Dieser Herr hatte mit den seriösen italienischen Pränataldiagnostikerinnen nichts zu tun, denn diese haben einen ausgezeichneten und achtbaren Ruf!

Den gleichen fragwürdigen Sicherheitsgrad in der vorgeburtlichen Geschlechtsbestimmung haben übrigens auch Aussagen darüber, ob ein schwangerer Bauch rund oder spitz ist, ob die morgendliche Übelkeit heftig oder gar nicht aufgetaucht ist, ob die mütterliche Haut schön oder unrein geworden ist, wie die Großmutter den Bauch ausgependelt hat, und ähnliche »Erfahrungswerte«. In allen diesen und vergleichbaren Fällen liegt die Chance, richtig zu liegen, bei 50%! Das ist zwar kein schlechtes Ergebnis, aber weitaus einfacher und genau so präzise wäre es, eine Münze zu werfen.

Andere »Verfahren« der Geschlechtsbestimmung

Statt zu schätzen oder zu raten, sagen seriöse Untersucherinnen der Schwangeren, wenn sie das Geschlecht beim Ultraschall nicht genau sehen. Die Schwangere möge ihnen dann nicht gram sein. Wirklich sicher ist ohnehin nur der exhibitionistische junge Mann, der sich auf dem Monitor zwischen die Beine schauen lässt, damit alle Beobachter Hoden und Penis genau sehen können. Mädchen sind da eher schamhaft, und die Schamlippen zu beurteilen, ist naturgemäß etwas diffiziler als der oben geschilderte Fall eines freizügigen Jungen.

Für die Untersuchenden ist die neue Tendenz bei werdenden Eltern, sich das Geschlecht nicht mehr sagen zu lassen, eine kleine Entlastung. Eine Begründung dieser sinkenden Neugier ist das Argument, die Schwangerschaft sei ohnehin schon so überwacht und technisiert, dass eine kleine Überraschung bei diesem großen Wunder noch bleiben sollte.

- Frage 2: In welcher Woche bin ich eigentlich bzw. wie alt ist mein Kind jetzt?

Jetzt wird es etwas kompliziert: Eine Schwangerschaft dauert von der Befruchtung bis zur Geburt durchschnittlich 266 Tage, also 38 Wochen. Die Befruchtung erfolgt nach dem Eisprung, der durchschnittlich am 14. Tag eines normal langen Menstruationszyklus von 28 Tagen stattfindet. Zur Berechnung der Schwangerschaftsdauer werden aber einfachheitshalber die ersten 14 Tage dieses Zyklus hinzugezählt – es wird also ab dem 1. Tag der letzten Regelblutung gerechnet – und damit ergeben sich 280 Tage, und das sind 40 Wochen.

Schwangerschaftsdauer

Diese 40 Wochen entsprechen genau 10 Mondmonaten à 28 Tage, aber nur ca. 9 Kalendermonaten. Dieses ist also schon der erste Punkt der Verwirrung, denn die Frage: Im wievielten Monat bist Du? bezieht sich meist auf Kalendermonate und nicht auf die medizinisch zugrunde gelegten Mondmonate.

Mondmonate und Kalendermonate

Medizinisch wird also mit 40 Wochen gerechnet. Es ist viel einfacher zu fragen, wann der erste Tag der letzten Regelblutung war, als danach, wann möglicherweise die Befruchtung stattgefunden hat. Diese Berechnung des Alters des Kindes stimmt aber dann nicht mehr, wenn die

Altersbestimmung nach Regelzyklus?

werdende Mutter keinen exakten 28-Tage-Zyklus hatte, und dieser Fall ist nicht so selten. Die Frauenärztin wird also auch fragen, wie lange der Zyklus gedauert hat, denn der Eisprung findet nicht genau in der Mitte eines Zyklus statt, auch nicht 14 Tage nach dem ersten Tag der letzten Blutung, sondern 14 Tage **vor** der nächsten Blutung. Das heißt, eine Frau mit einem 35-Tage-Zyklus hat ihren Eisprung ca. am 21. Zyklustag. Das bringt die Rechnung durcheinander, denn das Kind ist ja diese eine Woche später »entstanden« und damit jünger. Nun könnte man argumentieren, das sei ja egal, da die Kinder ohnehin kommen, wann sie wollen und nur ca. 3 % tatsächlich zum prognostizierten Termin das Licht der Welt bzw. des Kreißsaals erblicken.

Das ist wohl wahr; allerdings ist die exakte Berechnung des Alters des Kindes wichtig, damit die Schwangerschaft nicht zu lange dauert. Nach der 41. SSW wird es für das Kind mit jedem zusätzlichen Tag in der Gebärmutter gefährlicher. Das ist verständlich, denn das ganze Schwangerschaftssystem ist auf 40 Wochen ausgelegt, und irgendwann danach gehen die Ressourcen und Reserven aus. Ebenso heikel sind Frühgeburten. Auch hier ist es sinnvoll, das Alter des Kindes genau zu kennen, um medizinische und in der Begleitung der Schwangerschaft wichtige Entscheidungen mit den dann eventuell notwendigen Kinderärztinnen gut absprechen zu können. Das exakte Alter des Kindes ist meist wichtiger als das Gewicht oder die Größe – diese können variieren.

Da sich das Alter des Kindes nicht immer idealerweise nach dem Zyklus der Mutter bestimmen lässt, gibt es den Geburtstermin aufgrund des 1. Tages der letzten normalen Regelblutung (LNR) und den errechneten Geburtstermin nach Ultraschall. Der genaueste Zeitraum für die Bestimmung des Alters ist zwischen der 8. und 12. SSW. Dann sind die Kinder schon groß genug, um sie genau messen zu können, und noch jung genug, um sehr ähnliche und dadurch gut vergleichbare Werte aufzuweisen.

Wird das Alter des Kindes nun festgelegt, bleibt das so! Das kindliche Alter später zu verändern, weil die Größenmessungen nicht der Idealkurve entsprechen, ist Unsinn. Wenn das sinnvoll wäre, gäbe es keine zu zarten oder schlecht versorgten Kinder, sondern diese Kinder würden ganz einfach während der Schwangerschaft immer jünger – oder umgekehrt würden besonders gut genährte Kinder immer älter …

❯ Das Alter des Kindes und der voraussichtliche Geburtstermin (EGT) werden im ersten Schwangerschaftsdrittel mittels Ultraschall festgelegt und danach nicht mehr verändert!

Die Bestimmung des Alters des Kindes mittels Ultraschall kann auch nach einem Zeitraum der Empfängnisverhütung wichtig sein. Nach Einnahme der Pille dauert es z. B. bei manchen Frauen einige Monate, bis sich ihr individueller Zyklus wieder eingespielt hat. Wird sie in dieser Zeit schwanger, ist die letzte Regelblutung kein sicherer Parameter für die Altersberechnung des Kindes.

Altersbestimmung nach Ultraschall

Es gibt noch eine Hilfe, falls eine Schwangerschaft erst nach dem ersten Schwangerschaftsdrittel festgestellt wird: Bis ungefähr zur 22. SSW gibt es ein einziges Organ, dass unabhängig vom restlichen kindlichen Wachstum und fast parallel zum Alter des Kindes wächst: das Kleinhirn. Anhand des Kleinhirndurchmessers lässt sich im Ultraschall recht gut das Alter des Kindes auch noch in einer fortgeschrittenen Schwangerschaft feststellen bzw., wenn es sein muss, festlegen. Die übrigen Messungen sind dann kaum noch zuverlässig, da die Kinder aufgrund ihrer unterschiedlichen Anlagen schon in der Gebärmutter unterschiedlich stark wachsen.

Es ist also medizinisch unbedingt sinnvoll, das Alter des Kindes im ersten Schwangerschaftsdrittel genau und sorgfältig festzulegen und dann nicht mehr zu verändern.

Dass manche Frauenärztin den errechneten Geburtstermin so schnell ziemlich genau ermitteln kann, liegt nicht nur an überlegenen kalendarisch-mathematischen Fähigkeiten, sondern an einer einfachen Formel: Man nimmt den 1. Tag der letzten Regel, zieht 3 Monate ab und gibt 7 Tage dazu. Bei einem 28-Tage-Zyklus wird das relativ genau den errechneten Geburtstermin treffen. Falls der Zyklus kürzer oder länger ist, werden die entsprechenden Tage abgezogen oder dazugezählt. Ein Computer würde zwar die genauen 240 Tage mit Berücksichtigung der unterschiedlichen Anzahl der Tage in den Kalendermonaten errechnen, aber diese Faustregel trifft es auch ganz gut. Wenn die letzte Regelblutung also am 19. September eines Jahres war, ist der errechnete Geburtstermin am 26. Juni des nächsten Jahres, er liegt also bei minus 3 Monaten plus 7 Tagen, was der Computer genauso errechnen würde.

Wenn die Schwangerschaft allerdings über mehr Monate mit 31 Tagen geht, was bei einer letzten Regelblutung am 19. Mai der Fall ist, dann kommt die Formel auf den 26. Februar, der Computer errechnet genau den 23. Februar. Für eine Faustregel nicht schlecht und trotzdem einfach!

Geschätzter Geburtstermin?

> **Faustregel**
> Geschätzter Geburtstermin = 1. Tag der letzten Regelblutung minus 3 Monate plus 7 Tage
> Ist der Zyklus länger oder kürzer als 28 Tage, werden diese Tage zum errechneten Geburtstermin dazugezählt oder davon abgezogen.

Wie wird nun das Alter des Kindes beschrieben? Im deutschsprachigen Raum hat man sich auf das System Wochen plus 0–6 Tage geeinigt. Wenn das Kind also bei 31 + 4 SSW ist, dann ist es 31 Wochen plus 4 Tage alt und daher in der 32. SSW. Auch das mag verwirren, wird aber nach der Geburt genauso gerechnet: Hat die Mutter z. B. im Mai ihren 31. Geburtstag gefeiert und liest diese Zeilen im September, dann ist sie gerade 31 Jahre und 4 Monate alt, sie befindet sich also im 32.

Welche SSW?

Lebensjahr. Bei ihrem Kind verhält sich das in der Schwangerschaft genauso, nur wechselt die Altersangabe jede Woche.

■   **Frage 3: Wie schwer ist mein Kind?**

Gewichtsschätzung

Bei dieser Frage sind Ultraschall-Untersucherinnen auf den Computer mit seinen Berechnungsprogrammen angewiesen. Natürlich kann das Kind in der Gebärmutter nicht gewogen werden, aber die gemessenen Daten des Kindes – meist sind das die Werte vom Kopf, vom Bauch und die Länge des Oberschenkels – lassen sich in den Computer eingeben, und dieser errechnet dann mithilfe eines speziellen Algorithmus das geschätzte Gewicht. Am genauesten sind die meisten Berechnungsprogramme zwischen der 22. und 32. SSW.

Allerdings wurde noch keine wirklich gute und befriedigende Lösung für die Gewichtsschätzung des Kindes während der Schwangerschaft gefunden. Das ist schon daran zu erkennen, dass es eine Vielzahl an Berechnungsformeln gibt, die alle mehr oder weniger genau sind, und diese Genauigkeit hängt auch noch vom Zeitpunkt innerhalb der Schwangerschaft ab. Wahrscheinlich geben die Werte für den Bauchumfang des Kindes – eine leicht einleuchtende Analogie zum Erwachsenen – gute Hinweise und könnten bei einer Berechnung stärker gewichtet werden.

❯ Alle geschätzten Gewichtsangaben also sind nur Näherungswerte.

Schwankungsbreite bis zu 15%

Selbst unter idealen Bedingungen und bei einer sehr erfahrenen Untersucherin schwankt der Schätzwert um 10%. Da die Bedingungen oft nicht ideal sind, kann sich die Schwankungsbreite durchaus auf ± 15% steigern. Die Statur der Eltern spielt naturgemäß eine große Rolle, und somit wird das Ergebnis immer ungenauer und mehr eine Schätzung denn eine Bestimmung.

10% bedeuten in der Mitte der Schwangerschaft nicht sehr viel, im Normalfall machen 40 g oder 50 g mehr oder weniger keinen großen Unterschied. Am Ende der Schwangerschaft sind 15% von ca. 3500 g immerhin schon etwas mehr als ein halbes Kilogramm, was die Schwankungsbreite der Schätzung auf 1 kg erhöht. Wenn man dann noch bedenkt, dass Kinder bei der Geburt von Haus aus nicht genau die durchschnittlichen 3500 g wiegen, sondern – ein gesundes Kind vorausgesetzt – alle Geburtsgewichte zwischen 2500 g und 4000 g als normal angesehen werden, lässt sich abschätzen, wie genau eine solche Gewichtsschätzung am Ende der Schwangerschaft sein kann. Wenn also keine medizinischen Gründe vorliegen, ergibt das Schätzen des kindlichen Gewichts besonders gegen Ende der Schwangerschaft nicht viel Sinn – weil es ganz einfach zu ungenau und unsicher ist.

■   **Frage 4: Wie groß ist mein Kind?**

Scheitel-Steiß-Länge

Wie groß – und damit meinen die meisten Eltern eigentlich: wie lang – ist unser Kind denn eigentlich? Am Anfang der Schwangerschaft, bis ungefähr zur 14. SSW, lässt sich das Kind im Ultraschall noch recht gut vermessen, wobei dabei die Länge vom Kopf bis zum Po, die sog. Scheitel-Steiß-Länge (SSL, auch Schädel-Steiß-Länge genannt) bestimmt wird. Diese wird in einer leicht eingerollten Position gemessen und ist ein sehr guter Indikator, mit dem sich das Alter des Kindes bestimmen lässt. Zu diesem Zeitpunkt sollte das Alter eines Kindes tatsächlich auch festgelegt werden, da alle Kinder zu diesem Zeitpunkt der Schwangerschaft ähnlich groß und lang sind. Später wachsen die Kinder viel zu unterschiedlich, um das Alter dann nochmals zu korrigieren, und es gibt schon größere und kleinere Kinder, genauso wie es größere und kleinere Erwachsene gibt.

Bis zur ca. 15. SSW ist es noch leicht, die Frage nach der Länge des Kindes zu beantworten.

Danach strecken sich die Kinder, oder sie rollen sich zusammen, sodass im Ultraschall kaum eine Möglichkeit besteht, das Kind wirklich in der Gesamtlänge zu messen. Wo keine Messung möglich ist, hilft praktischerweise wieder eine Formel, die sog. Regel nach Haas. Freundlicherweise wachsen die Kinder im Laufe der Schwangerschaft alle ungefähr gleich schnell. Am Geburtstermin sind die meisten gesunden Kinder zwischen 49 cm und 51 cm lang, sie weisen also im Unterschied zum Gewicht keine wirklich große Differenz auf. Somit wird die Formel nach Haas für die meisten Kinder ein relativ gutes Ergebnis liefern (◘ Abb. 6.4).

Formel nach Haas

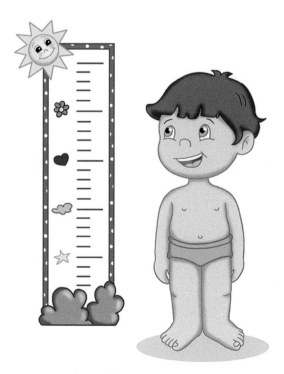

◘ **Abb. 6.4** Die Länge des Kindes kann mit der Formel nach Haas relativ gut geschätzt werden (© fanny76/Fotolia)

Für die Berechnung werden wieder die Mondmonate gebraucht, d. h., 1 Mondmonat entspricht 4 Wochen, also 28 Tagen, und die gesamte Schwangerschaft vom 1. Tag der letzten Regelblutung bis zum errechneten Geburtstermin dauert 280 Tage, also 10 Mondmonate.

Die Formel besagt, dass das durchschnittliche Längenwachstum eines Kindes in Zentimetern in der Schwangerschaft in den ersten 5 Monaten den Monaten zum Quadrat entspricht, vom 6.–10. Monat dem Monat × 5. Klingt kompliziert, ist es aber nicht:

> **Faustregel**
> Länge des Kindes in Zentimetern (1.–5. Mondmonat) =
> Mondmonat zum Quadrat
> Länge des Kindes in Zentimetern (6.–10. Mondmonat) =
> Mondmonat × 5

Befindet sich ein Kind in der 16. SSW, also im 4. (Mond-)Monat, rechnet man 4 zum Quadrat (4 × 4), und das bedeutet 16 cm Länge vom Scheitel bis zur Sohle. Im 3. Monat sind es nach dieser Formel 9 cm (3 × 3) und im 5. Monat 25 cm (5 × 5). Ab dem 5. Monat wird nicht mehr das Quadrat verwendet, sondern die Anzahl der Monate werden mit 5 multipliziert. Im 6. Monat ist das Kind 30 cm (6 × 5), im 8. Monat 40 cm (8 × 5) und bei der Geburt, also im 10. Monat, ca. 50 cm lang (10 × 5). Diese 50 cm passen wieder gut zum Geburtstermin (◘ Tab. 6.1).

So einfach kann Medizin sein, und so antworten auch Frauenärztinnen zumeist auf die Frage, wie groß bzw. lang das Kind gerade sei – immer vorausgesetzt, die Schwangerschaft verläuft »nach Plan«.

◘ **Tab. 6.1** Größe des Kindes in der Schwangerschaft (Bestimmung mit der Formel nach Haas)

SSW	(Mond-)Monat	Formel	Ungefähre Länge in cm
0–4	1	1 × 1	1
5–8	2	2 × 2	4
9–12	3	3 × 3	9
13–16	4	4 × 4	16
17–20	5	5 × 5	25
21–24	6	6 × 5	30
25–28	7	7 × 5	35
29–32	8	8 × 5	40
33–36	9	9 × 5	45
37–0	10	10 × 5	50

SSW Schwangerschaftswoche.

Tipps für die Untersuchung bei der Spezialistin

© Springer-Verlag GmbH Deutschland 2017
M. Burger, *Unser Baby im Ultraschall*,
DOI 10.1007/978-3-662-53458-8_7

Wohin zur Untersuchung?

Wenn die betreuende Frauenärztin nicht auf ergänzende pränataldiagnostische Ultraschalluntersuchungen spezialisiert ist oder nicht über die dafür nötigen und teuren hochtechnisierten Geräte verfügt, wird sie – falls sich die Schwangere für diese Untersuchungen interessiert – eine oder mehrere Kontaktadressen von Spezialistinnen angeben. Die allermeisten dieser Spezialistinnen haben eigene Webseiten, anhand derer sich ein guter erster Überblick über angebotene Untersuchungen und die Preisgestaltung gewinnen lässt. Auf diesen Seiten ist die gewünschte Untersuchung meist gut und detailliert beschrieben. Die Schwangere erfährt genau, wozu eine Untersuchung dient, was davon zu erwarten ist, und wofür sie möglicherweise nicht geeignet ist. Ein Organscreening allein wäre z. B. keine geeignete Untersuchung zur Erfassung des Risikos für Auffälligkeiten von Erbanlagen beim Kind.

Qualität

Bei Untersucherinnen der Stufen II und III ist im deutschsprachigen Raum der Ablauf aus Gründen der Qualitätssicherung standardisiert und deshalb immer ähnlich und gut vergleichbar. Beim Durchstöbern der Webseiten kann schon eine Vorauswahl getroffen werden, wo und bei wem die Untersuchung durchgeführt werden soll – oft ist es eine Bauchentscheidung. Erfahrungen von Bekannten oder Freunden sind ebenfalls eine Hilfe. Foren scheinen oft weniger hilfreich zu sein, weil sie manchmal sehr einseitig sind – in alle Richtungen. Wie immer gilt auch hier der Hinweis, dass die Frauenärztin eine gute Ansprechpartnerin für Fragen zur und eine Hilfe bei dieser Auswahl ist.

Bildausdrucke

Bevor die Schwangere also bei einer Spezialistin anruft, sollte sie sich erste Informationen von der Webseite holen. Bei einer Terminvereinbarung kann sie dann schon gezielte Fragen stellen, wie lange z. B. die Untersuchung voraussichtlich dauern wird, wer mitkommen darf oder ob es die Möglichkeit gibt, Ausdrucke für das Familienalbum oder sogar kurze Videosequenzen zu bekommen – vorausgesetzt das Kind »schaut in die Kamera«. Hier kann sie auch erfahren, ob dadurch zusätzliche Kosten entstehen und ob sie ein Speichermedium mitbringen soll. Normale Ausdrucke werden ihr von den Untersucherinnen meist automatisch ausgehändigt (◑ Abb. 7.1). Gut ist es auf jeden Fall, schon vor der Untersuchung das Thema anzusprechen. Nach der Untersuchung ist es oft »zu spät« oder komplizierter, da nicht alle Sequenzen automatisch gespeichert werden.

Thermopapier

Die meisten Prints (Bilder), die aus einem Ultraschalldrucker herauskommen, sind auf sehr empfindliches Thermopapier gedruckt. Das heißt, die Bilder reagieren sehr sensibel auf Licht und Wärme und verblassen leicht, ähnlich den automatisierten Tankstellen- oder Supermarktquittungen. Es empfiehlt sich, diese für viele so wertvollen Erinnerungen einzuscannen, sie aber – um sie vermeintlich zu schützen – auf keinen Fall einzuschweißen, also zu laminieren. Beim Laminieren entsteht Hitze. Hitze und Thermopapier vertragen sich nicht, und zurück bleibt ein schwarzes Bild, auf dem nichts mehr zu erkennen ist.

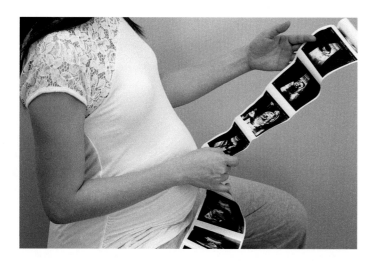

☐ Abb. 7.1 Ultraschallbilder können eine schöne Erinnerung sein (© meepoohfoto/Fotolia)

Aus diesem Grund sind schon Tränen geflossen, weil mitunter das »einzige wirklich nette« Profilbild des Kindes während der Schwangerschaft vernichtet wurde. Es gibt dann nur noch die Chance, dass gerade dieses Bild, falls es nicht nur photographisch, sondern auch medizinisch relevant war, von der Untersucherin gespeichert und dokumentiert wurde.

Bei mehreren Ausdrucken in einer Reihe sollten diese in den Zwischenräumen gefaltet werden, da sonst unschöne weiße Striche quer durch das Bild entstehen.

❯ Ultraschallbilder sind meist auf sehr licht- und temperaturempfindlichem Thermopapier ausgedruckt. Um die Ausdrucke zu schützen, sollten sie eingescannt, aber keinesfalls laminiert werden.

Noch ein Wort zu der mitunter nicht leichten Orientierung bei den Ultraschallbildern: Bei Bildern, die über den Bauch aufgenommen werden, entspricht der obere Rand des Bildes immer der Richtung zum mütterlichen Bauch, der untere Rand des Bildes der Richtung zum mütterlichen Rücken bzw. der Liege, auf der die Schwangere liegt. Die seitliche Orientierung hängt davon ab, ob der Schallkopf in der Längsachse der Mutter oder in der Querachse zur Mutter gehalten wird. Im Fall einer Aufnahme in der Längsachse entspricht der linke Bildrand der Richtung zum mütterlichen Kopf, der rechte Bildrand zu den Beinen der Schwangeren. Wird der Schallkopf quer gehalten, entspricht der linke Bildrand der rechten Seite der Mutter, der rechte Bildrand hingegen der linken Seite der Mutter.

Das Kind in ☐ Abb. 7.2 schaut also in Richtung der Bauchdecke zum Schallkopf. Bei einer Längslage wäre der Kopf unten, bei einer Querlage links.

Orientierung auf dem Bild

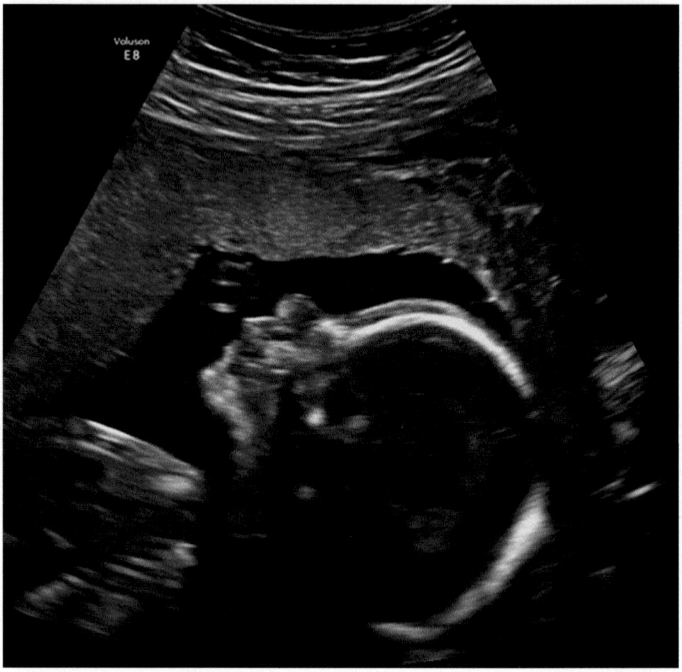

■ **Abb. 7.2**   Orientierung auf dem Ultraschallbild (Schallkopf in Längsrichtung): in Richtung des Bauches der Mutter (*oben*), ihres Rückens (*unten*), ihrer Beine (*rechts*) und ihres Kopfes (*links*); das Kind liegt also in »Schädellage« (▶ Kap. 15)

Was die meisten Kolleginnen nicht möchten oder dezidiert verbieten, sind Videoaufnahmen oder – vielleicht sogar hinter dem Rücken der Untersucherin – Mitschnitte mit dem Handy. Hier geht es – abgesehen davon, dass das vorher besprochen werden muss – auch um datenrechtliche Fragen, u. a. auch der aufgezeichneten Personen und Gespräche.

Handyaufnahmen

In seltenen und speziellen Fällen stellen manche Ärztinnen nach der eigentlichen Untersuchung am Monitor nochmals kurz die Herztöne oder das Gesicht des Kindes ein, damit das Kind ohne Gespräche mit dem Handy kurz abgefilmt werden kann.

Babyfernsehen oder Spezialuntersuchung?

Prinzipiell sind die meisten Untersucherinnen nicht erfreut, wenn der Eindruck entsteht, die Eltern interessierten sich nur für Bildausdrucke oder das Geschlecht des Kindes. Hier zeigt sich ein Unterschied in der Wahrnehmung der Untersuchung. Für manche scheint sie eine nette Form des Baby-Fernsehens zu sein, für die Ärztinnen ist sie ein hochspezialisierter Vorgang. Der Hinweis, dass die Eltern das Geschlecht – wenn möglich – gerne wissen wollen, ist gut vor der Untersuchung deponiert. Die Bestimmung des Geschlechts gehört nicht automatisch zum Organscreening, da es ja für die Gesundheit des Kindes nicht relevant ist. Deshalb kann es sein, dass die Untersucherin gar nicht festzustellen versucht, ob es sich um einen Jungen oder ein Mädchen handelt. Bei einem munter herumhüpfenden Kind bestehen manchmal ohnehin nur wenige Chancen, dieses Geheimnis zu lüften! Sollte sich die Untersucherin gerade unter schwierigen Ultraschallbedingungen bemühen, die Herzklappen des Kindes zu beurteilen, ist das sicher kein guter Moment für die Frage »was es wird«!

Die Eltern sollten sich vorab erkundigen, ob und wie viele Personen zum Ultraschall mitgenommen werden dürfen. Im Überschwang der Begeisterung für den Nachwuchs könnte die Untersuchung schon zur Baby-Welcome-Party im Sinne von Baby-Kino ausarten. Sie sollten beachten, dass sich die Untersucherin konzentrieren muss, da sie am sich bewegenden Kind Strukturen von weniger als einem Millimeter einstellen und beurteilen soll. Heftiges Gestikulieren und entzückte Ausrufe wie »Schau nur, die süßen Augen!« sind während des Versuchs, die kindlichen Herzvorhöfe darzustellen, nicht wirklich hilfreich, wenn nicht sogar nervig. Die Ärztin wird immer erklären, was sie gerade am Monitor sieht. Falls sie aber kurz einen sehr konzentrierten Gesichtsausdruck hat und nichts sagt, ist das kein Hinweis auf Auffälligkeiten, sondern möglicherweise hat das Kind gerade beschlossen zu turnen, und die zarten Hirnkammern mit ihrer Größe von wenigen Millimetern sind nicht exakt einstellbar. Wenn das Bild zu einem Standbild eingefroren ist und sich der Gesichtsausdruck der Ärztin wieder entspannt, ist ein der Zeitpunkt für eine kurze Nachfrage gekommen (◘ Abb. 7.3).

Wie viele Begleitpersonen?

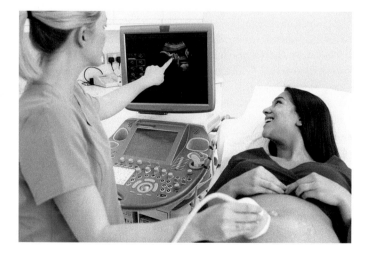

◘ **Abb. 7.3**   In den Untersuchungspausen gibt es die Erklärungen (© Monkey Business/Fotolia)

Kleinkinder

Was für viele Betrachter ein freudiges und mit Recht auch lustiges Ereignis ist, bedeutet für die Untersucherin herausfordernde medizinische Diagnostik. Etliche Untersuchungen zeigen, dass die Anforderung an die Konzentration beim Ultraschall in der Pränataldiagnostik der einer Neurochirurgin beim Operieren gleicht. Es sollte also ruhig sein, geplaudert und gescherzt wird vor und nach der Untersuchung. In diesem Sinne raten viele Kolleginnen davon ab, Kleinkinder unter 4 Jahren ohne weitere Begleitperson zur Untersuchung mitzubringen. Zum einen können sich die Jüngsten noch nichts vorstellen, da das räumliche Sehen, das für die Interpretation des Ultraschallbildes notwendig ist, noch nicht so ausgeprägt ist. Zum zweiten fürchten sich die Kleinen erfahrungsgemäß bei der Untersuchung und weinen oder sind sehr unruhig, da das Licht abgedreht wird und die »Mama neben einem großen Apparat liegt«. Sie spüren auch die Aufmerksamkeit und Nervosität ihrer Eltern, die hoffen, dass bei der Untersuchung »bloß nichts Schlechtes herauskommt«. Einem Kind, das im verdunkelten Raum bei angespannter Atmosphäre zu seiner Mama will, zu sagen, es brauche sich nicht fürchten oder »man sei ohnehin bald fertig«, scheint eher ein optimistischer Versuch zur Beruhigung zu sein. Was möglicherweise bei der routinemäßigen Mutter-Kind-Pass-Untersuchung gut geht, muss bei geänderten Rahmenbedingungen einer Spezialuntersuchung nicht ebenfalls funktionieren.

Öle, Cremes und Blähungen

Die Schwangere trägt außerdem zum Gelingen der Untersuchung bei, wenn sie sich 2 Tage vor einem spezialisierten Ultraschall über den Bauch diesen nicht eincremt oder einölt. Cremes und Öle haben kleine Lufteinschlüsse, die die Leitfähigkeit der Schallwellen und damit die Qualität des Bildes am Monitor empfindlich stören können. Natürlich schadet Duschen und Seife nicht – das ist vor Arztbesuchen immer gut. Einen ähnlichen Effekt wie die kleinen Lufteinschlüsse der Cremes und Öle haben Darmüberlagerungen und Blähungen, die in der Frühschwangerschaft sehr häufig sind und, zur Freude der Schwangeren, nach dem ersten Schwangerschaftsdrittel meist wieder verschwinden. Beim Ultraschall über die Scheide stört das nicht, beim Ultraschall über den Bauch ab ca. der 12. SSW können Darmschlingen mit Lufteinschlüssen aber lästig sein und eventuell eine Wiederholung der Untersuchung erfordern. Also, im Zweifelsfall vor Ultraschalluntersuchungen auf Speisen, die Blähungen erzeugen könnten, lieber verzichten!

Viele Schwangere sind vor der Ultraschalluntersuchung nervös und besorgt. Das ist verständlich, geht es doch um ihr Kind. In dieser Aufregung kann es schon passieren, dass sie etwas fragen wollte und letztlich vergisst. In einem solchen Fall nützt ein hier erlaubter und sogar erwünschter Schummel- oder Spickzettel mit offenen Fragen. Einige dieser Fragen wurden sicher schon auf der Webseite der Pränataldiagnostikerin beantwortet, trotzdem ist eine persönliche Checkliste manchmal hilfreich!

Einverständniserklärung

Einige Institute bitten bei der Anmeldung darum, eine Einverständniserklärung für diese Ultraschalluntersuchung von der Webseite herunterzuladen. Diese Erklärungen werden vor dem Ultraschall nochmals mit der Schwangeren durchgegangen, und alle Fragen werden besprochen. Deshalb ist es hilfreich, gut vorbereitet und vorinformiert zur Untersuchung zu kommen. Die Schwangere bestätigt dann mit ihrer Unterschrift, dass sie den Zweck und die Bedeutung dieser Untersuchung verstanden und keine weiteren Fragen hat und dass sie einverstanden ist, diesen Ultraschall durchführen zu lassen. Das klingt sehr bürokratisch, ist aber für alle medizinischen Eingriffe und Untersuchungen vorgeschrieben. In manchen Fällen genügt eine mündliche Zustimmung, in der Pränataldiagnostik sollte sie schriftlich erfolgen.

Bei dieser Gelegenheit kann ein weiterer Irrtum, der die Eltern oft beunruhigt, aufgeklärt werden: Es geht bei der Einverständniserklärung nicht darum, dass sich die Untersucherinnen absichern wollen, falls eine Auffälligkeit nicht erkannt werden konnte oder erst später darstellbar wurde. Es geht darum, dass die Schwangere bestätigt, alle Informationen erhalten zu haben, um entscheiden zu können, ob sie diese Untersuchung will und sich letztlich dafür entschieden hat!

Der Befund

Nach der Untersuchung werden die Ergebnisse besprochen und auftauchende Fragen beantwortet, eventuell werden weitere Abklärungen empfohlen. In jedem Fall bekommt die Schwangere einen schriftlichen Befund, der ebenfalls erklärt wird. Die meisten Werte werden auch mit einer Markierung – im Beispiel (◻ Tab. 7.1) eine rote Raute – innerhalb eines Balkens dargestellt. Alle Werte innerhalb dieses Balkens befinden sich im für die aktuelle Schwangerschaftswoche erwarteten Bereich. Dieser Bereich passt für 90% der gesunden Kinder. Das bedeutet aber nicht, dass Werte außerhalb dieses Bereichs besorgniserregend sein müssen. Möglicherweise gehört das Kind zu den restlichen 10% unauffälliger Kinder. Der kleine Strich in der Mitte des Balkens bezeichnet den Durchschnitt, aber es wäre Zufall, wenn die Werte des untersuchten Kindes genau in die Mitte fallen würden. Da die Befundausdrucke der gängigsten Programme alle sehr ähnlich sind, hier das Beispiel eines Befundausschnitts mit normalen Werten für den Kopfdurchmesser von einem Ohr zum anderen (biparietaler Durchmesser, BPD), von vorne nach hinten (frontookzipitaler Durchmesser, FOD) und den Kopfumfang (KU).

◻ **Tab. 7.1** Fetale Maße (dargestellt zum normalen Mittelwert der 5./95. Perzentile)

Biparietaler Durchmesser (BPD)	51,0 mm	
Frontookzipitaler Durchmesser (FOD)	68,0 mm	
Kopfumfang (KU)	186,9 mm	

Oft haben sind die Werte auch in Form von Diagrammen im Befund angegeben; das erleichtert die Darstellung eines Verlaufs (◘ Abb. 7.4).

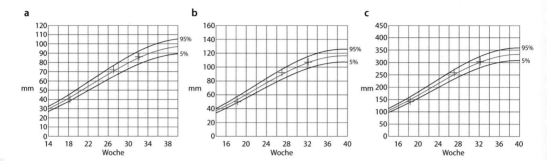

◘ **Abb. 7.4 a–c**   Verlaufsdarstellung fetaler Maße: biparietaler Durchmesser (**a**), frontookzipitaler Durchmesser (**b**), Kopfumfang (**c**). Die beiden *schwarzen Linien* zeigen wieder den Bereich der erwarteten 90%, die *rote Linie* den Durchschnittswert und die *Kreuze* die gemessenen Werte zum jeweiligen Zeitpunkt, in diesem Fall die 19., 27. und 33. SSW. Das *Kreuz* des letzten Befundes hat zur besseren Markierung meist eine andere Farbe als die der Untersuchungen davor

Wenn es gewünscht wird, und das wird meist so sein, bekommt die zuweisende Frauenärztin ebenfalls eine Kopie des Befunds. Falls nach der Untersuchung noch Fragen offen sein sollten oder neue auftauchen, kann diese die Frauenärztin bei der nächsten Kontrolle gut beantworten.

Nun steht einer entspannten Ultraschalluntersuchung kaum mehr was im Wege …

Ultraschalluntersuchungen in den drei Schwangerschaftsdritteln

© Springer-Verlag GmbH Deutschland 2017
M. Burger, *Unser Baby im Ultraschall*,
DOI 10.1007/978-3-662-53458-8_8

Die Schwangerschaft wird in drei Drittel unterteilt: 40 Wochen geteilt durch 3 ergibt 3 × 13 Wochen plus eine. Diese eine übriggebliebene Woche wird zum ersten Drittel dazugezählt. Das erste Schwangerschaftsdrittel geht also bis zur 14. SSW, das zweite dauert von der 15. bis zur 27. SSW und das letzte von der 28. SSW bis zur Geburt. Ein Schwangerschaftsdrittel wird Trimester oder auch Trimenon genannt.

Diese Einteilung ist eher grob, aber als Übersicht recht hilfreich. Praktischerweise passen die Hauptaufgaben und Schwerpunkte der Ultraschalluntersuchungen gut in dieses Schema.

Die Untersuchungen im 1. Trimester werden noch bis ungefähr zur 11. oder 12. SSW durch die Scheide durchgeführt, da die Untersucherin mit dem Scheiden-Schallkopf so am nächsten zur Gebärmutter und zum Kind gelangen kann. Es wird untersucht,

- ob eine Schwangerschaft vorliegt,
- ob sie in der Gebärmutter und nicht etwa außerhalb liegt,
- wie alt die Schwangerschaft ist,
- wie viele Kinder es sind,
- ob das Wachstum wie erwartet verläuft.

1. Trimester

Über den Bauch kann bereits im ersten Schwangerschaftsdrittel das Kind genau vermessen und dadurch das Alter festgelegt werden. Beim Screening im 1. Trimester sind schon viele Organe gut darstellbar und werden beurteilt; eventuell kommen nun Untersuchungen infrage, die eine Risikowahrscheinlichkeit für Auffälligkeiten bei den Erbanlagen des Kindes berechnen.

2. Trimester

Im 2. Trimester konzentriert sich die Untersuchung auf die Gesundheit und die Entwicklung der Organe des Kindes. Das Organscreening wird von spezialisierten Untersucherinnen zwischen der 20. und 24. SSW durchgeführt; manche beginnen mit den immer besser werdenden Geräten schon in der 18. SSW. Ein Teil der Organe wurde zwar schon im 1. Trimester beurteilt, aber nun sind meist alle gut ausgebildet und groß genug, um gut beurteilt werden zu können. Auch ist zu diesem Zeitpunkt das Verhältnis zwischen Kind und Fruchtwasser ideal. Das Kind ist schon groß genug, und es gibt meist noch reichlich Fruchtwasser, das aus physikalischen Gründen für eine gute Bilddarstellung notwendig ist. Später verschiebt sich in der Gebärmutter das Verhältnis von »immer mehr Kind« zu immer weniger Fruchtwasser, und damit wird ein detaillierter Ultraschall schwieriger. Ein zusätzlicher Grund für die Wahl des Zeitraums um die 22. SSW ist die relative Unreife des Kindes. Die (theoretische) Lebensfähigkeit eines Kindes außerhalb der Gebärmutter wird derzeit für die 24. SSW angegeben. Diese Grenze liegt schon sehr früh und wird sich vermutlich kaum mehr verschieben lassen, die Natur hat auch hier ihre Grenzen.

Falls jetzt das Unglück eintritt, dass in der 20. SSW eine Fehlbildung festgestellt wird, die mit dem Leben nicht vereinbar ist, kann die Schwangerschaft noch vor der Lebensfähigkeit des Kindes unterbrochen werden. Solche sehr seltenen Fälle könnten durch das Fehlen von funktionierenden großen Anteilen von lebenswichtigen Organen wie Nieren, Lunge oder Gehirn bedingt sein.

❯ In der Pränataldiagnostik wird nie primär an eine Unterbrechung einer Schwangerschaft gedacht, sondern immer zuerst daran, was für ein krankes Kind in der Gebärmutter getan werden kann. In vielen Fällen kann tatsächlich schon früh geholfen oder zumindest die Geburt gut geplant werden.

Erfreulicherweise sind solche Situationen selten, und in den meisten Fällen freuen sich Eltern und Untersucherinnen über ein, soweit im Ultraschall beurteilbar, gesundes Kind.

Im letzten Schwangerschaftsdrittel geht es hauptsächlich um die Beurteilung des Wachstums des Kindes. Hier spielen sowohl die Abmessungen als auch die Durchblutung des Kindes eine Rolle. Engmaschige Kontrollen mit Ultraschalluntersuchungen mit Biometrie und Doppler-Ultraschall können hier bei Verdacht auf ein eingeschränktes Wachstum den besten Zeitpunkt für die Geburt anzeigen. Der optimale Zeitpunkt wäre dann der, zu dem es dem Kind außerhalb der Gebärmutter bereits besser ginge als darin.

3. Trimester

Ultraschall im 1. Trimester

Basis-Ultraschall im ersten Drittel der Schwangerschaft (bis zur 14. Schwangerschaftswoche)

DOI 10.1007/978-3-662-53458-8_9

Die ersten Ultraschalluntersuchungen bei der Schwangeren werden von ihrer Frauenärztin durchgeführt. Sie kontrolliert zunächst, ob sich die Schwangerschaft in der Gebärmutter eingenistet hat oder ob es einen Verdacht gibt, dass die befruchtete Eizelle auf dem Weg zur Gebärmutterhöhle irgendwo »hängengeblieben« ist. Falls eine solche Eileiterschwangerschaft, wie sie umgangssprachlich genannt wird, nicht rechtzeitig entdeckt wird, könnte das zu gefährlichen inneren Blutungen bei der Frau führen.

Herzschlag

Außerdem wird die Frauenärztin, falls schon gut sichtbar, den Herzschlag des Kindes am Monitor darstellen und die Schwangere mithören lassen – für die meisten Eltern ist es ein erhebender und freudiger Moment, den Herzschlag ihres Kindes zum ersten Mal zu sehen und zu hören!

Die Frauenärztin wird auch die Anzahl der Kinder kontrollieren und feststellen, ob es eines oder mehrere sind.

Festlegung des Alters

Sehr wichtig ist die Festlegung des Alters des Kindes. Die Messung der Strecke vom Schädel bis zum Steiß des Kindes, die sog. Scheitel-Steiß-Länge (SSL), erbringt zwischen der 8. und 12. SSW die beste Genauigkeit bei der Bestimmung des kindlichen Alters.

Das Alter gilt dann als festgelegt und wird nur korrigiert, wenn die Messungen in der Frühschwangerschaft bewiesenermaßen falsch sind. Ansonsten sind die Kinder später nur zarter oder kräftiger als der Durchschnitt, sie ändern aber logischerweise ihr Alter nicht mehr.

Bei dieser Gelegenheit gilt wieder eine einfache Faustregel im ersten Schwangerschaftsdrittel: Die Schwangerschaftswoche entspricht ungefähr der Scheitel-Steiß-Länge in Zentimetern + 6,5 – also SSW = SSL (in cm) + 6,5. Eine SSL von 55 mm entspricht der 12. SSW (5,5 cm + 6,5 = 12. SSW).

> **Faustregel**
> Bestimmung der Schwangerschaftswoche im 1. Trimester:
> Schwangerschaftswoche = Scheitel-Steiß-Länge in Zentimetern + 6,5

Basis-Ultraschall: ca. 8.–12. SSW

Im ersten Schwangerschaftsdrittel werden beim Ultraschall nach der gemeinsamen Leitlinie der deutschsprachigen Länder von der Frauenärztin also folgende Punkte beachtet:

> **Wichtige Aspekte beim Basis-Ultraschall**
> ━ Liegt die Schwangerschaft in der Gebärmutter an richtiger Stelle?
> ━ Handelt es sich um eines oder mehrere Kinder mit einer oder mehreren Fruchthöhlen?
>   – Ist die Herzaktion nachweisbar?
>   – Wie groß ist die Scheitel-Steiß-Länge?

- Danach wird das Alter des Kindes festgelegt!
- Daraus ergeben sich der voraussichtliche Geburtstermin und
- Informationen über weitere Möglichkeiten wie Ersttrimester-Screening, Combined-Test, nichtinvasiver pränataler Test (NIPT) etc.
- Müssen weiterführende Untersuchungen empfohlen werden?

Ab wann in der Frühschwangerschaft ist im Ultraschall etwas zu sehen? Nicht alles, was bereits zu erkennen ist, muss die Frauenärztin bei der Basisuntersuchung auch kontrollieren oder darstellen! Vieles obliegt eher den Ultraschallspezialistinnen, die das beim sog. Ersttrimester-Screening untersuchen werden.

■ **Embryonalzeit (1.–10. SSW)**
Zunächst wird der Ultraschall immer mithilfe einer Scheidensonde durchgeführt. In der 1.–4. SSW ist von der Schwangerschaft eigentlich nicht viel zu sehen. In der 1. und 2. Woche lässt sich nichts erkennen, da die Schwangerschaftswochen zwar ab dem 1. Tag der letzten Regelblutung gerechnet werden, die Befruchtung aber erst zu Anfang der 3. SSW stattfindet und die Schwangerschaft in den nächsten 2 Wochen noch zu klein ist, um im Ultraschall sichtbar zu sein (◘ Abb. 9.1).

1.–4. SSW

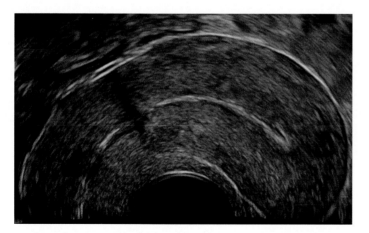

◘ **Abb. 9.1** Längsdarstellung der Gebärmutter vor einer Schwangerschaft – Ultraschall über die Scheide. (Used with permission of GE Healthcare)

Ab der 5. Woche, also bei einem 28-Tage-Zyklus nach dem Ausbleiben der erwarteten Regelblutung, wird es spannend. Nun kann schon ein schwarzes Areal in der Gebärmutter sichtbar sein, das rasch größer wird. Dieses Areal entspricht bereits dem sog. Fruchtsack, es ist mit Flüssigkeit gefüllt (deshalb im Ultraschallbild schwarz) und wächst bis zum Ende der 6. SSW auf über 1 cm an (◘ Abb. 9.2).

5.–6. SSW

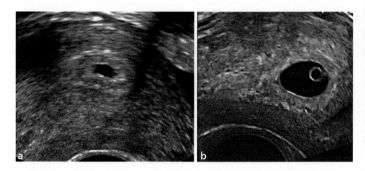

◘ **Abb. 9.2   a** Fruchtsack zu Anfang der 5. SSW, **b** Fruchtsack und Dottersack am Ende der 5. SSW

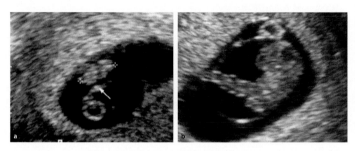

◘ **Abb. 9.3**   Embryo in der 6. SSW (**a**) und der 7. SSW (**b**)

7. SSW

Ab dem Ende der 6. SSW, meist besser in der 7. SSW kann eventuell schon die Anlage des Embryos, oft ganz am Rand des Fruchtsacks, entdeckt werden (◘ Abb. 9.3). Die SSL des Embryos beträgt zu diesem Zeitpunkt ca. 4–9 mm, oft ist auch schon der Herzschlag mit über 100 Schlägen pro Minute darstellbar. Manchmal »hockt« der Embryo allerdings auch so versteckt in einer Ecke, dass er erst später entdeckt wird. Praktisch immer ist bereits der kreisförmige, ungefähr 5 mm großen Dottersack innerhalb des Fruchtsacks zu sehen. Der Dottersack ist mehr oder weniger die Vorratskammer oder der Rucksack mit Verpflegung für den Embryo, bis der Mutterkuchen, die Plazenta, voll ausgebildet ist. Diese übernimmt dann die Versorgung, indem sie die nötigen Nährstoffe und Sauerstoff für das Kind aus dem mütterlichen Blut bekommt bzw. sich holt.

8. SSW

In der 8. SSW liegt die SSL zwischen 10 mm und 15 mm, und die Herzaktion, wie die Bewegungen des kindlichen Herzens auch genannt werden, ist als helles, großes und pulsierendes Areal mitten im Körper des Embryos gut sichtbar. Die Herzfrequenz ist nun mit über 120 Schlägen pro Minute schneller geworden.

Auf den Seiten des Körpers zeigen sich die Anlagen für Arme und Beine, einstweilen noch als kleine stummelartige Ausbildungen. Oft fällt da der liebevoll gemeinte Vergleich mit Gummibärchen, da die Umrisse des Embryos tatsächlich ähnlich aussehen (◘ Abb. 9.4). Im Bereich des Kopfes, der proportional zum Körper viel größer ist, beginnen sich nun schon deutlich die Hirnstrukturen zu entwickeln. Im Ultraschallbild

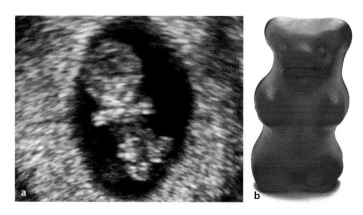

Abb. 9.4 **a** Embryo in der 8. SSW, **b** vergleichbar einem Gummibärchen mit 15 mm SSL (© Schlierner/Fotolia)

erscheinen diese Gebiete, weil sie flüssigkeitsgefüllt sind, schwarz. Manchmal werden sie deshalb auch Hirnbläschen genannt.

In der 9. SSW misst der Embryo zwischen 15 mm und 22 mm, der Kopfdurchmesser (von einem Ohr zum anderen) beträgt schon fast 1 cm. Die Entwicklung des Gehirns vollzieht sich nun im Eiltempo, die Gehirnstrukturen und die verschiedenen Hirnkammern werden ausgebildet. Arme und Beine wachsen ebenfalls schnell, und gegen Ende der 9. Woche sind manchmal sogar schon die Ansätze der Finger sichtbar (☐ Abb. 9.5).

9. SSW

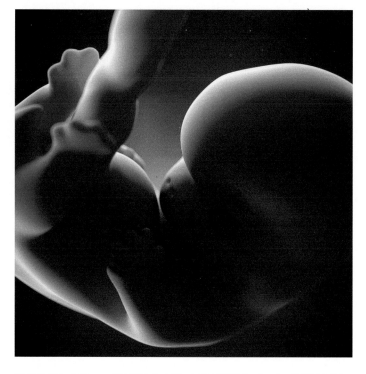

Abb. 9.5 Embryo mit 8–9 Wochen (Illustration) (© Sebastian Kaulitzki/Fotolia)

10. SSW

Die Entwicklung der wichtigsten Hirnstrukturen wird fortgeführt, der Embryo hat in der 10. SSW schon eine SSL von 23–30 mm, der Kopfdurchmesser beträgt mehr als 1 cm. Das Herz ist in groben Zügen fertig entwickelt, und bei idealen Ultraschallverhältnissen lassen sich bereits die beiden Herzkammern erkennen. Die kindliche Herzfrequenz erreicht nun ihren Höhepunkt mit bis zu 180 Schlägen pro Minute; sie wird sich in den nächsten Wochen auf einen Wert zwischen 140 und 160 Schläge pro Minute einpendeln, um dann die Schwangerschaft über ungefähr in diesem Bereich zu bleiben.

Arme und Beine formen sich aus, und sowohl die Unterarme als auch die Unterschenkel sind gut zu erkennen. Die Finger können einander schon vor dem Körper berühren.

Nun beginnen sich die ersten Knochen, nämlich Ober- und Unterkiefer sowie das Schlüsselbein, auszubilden; sie erscheinen im Ultraschall weiß.

■   **Fetalzeit (11. SSW bis zur Geburt)**

Ende Embryonalzeit/Anfang
Fetalperiode

❯ Nach ungefähr 10 Wochen endet die Embryonalzeit, in der die Organe angelegt und gebildet wurden, und die Fetalzeit, in der die Organe sich »nur noch« weiterentwickeln und wachsen, beginnt.

Ab diesem Zeitpunkt wird medizinisch nicht mehr von Embryo gesprochen, sondern das ungeborene Kind wird bis zur Geburt als Fetus bezeichnet. Mit der 11. SSW beginnt also die Fetalperiode (◘ Abb. 9.6). Nun ist auch der Zeitpunkt gekommen, von der Scheidensonde zum Ultraschall über den Bauch zu wechseln.

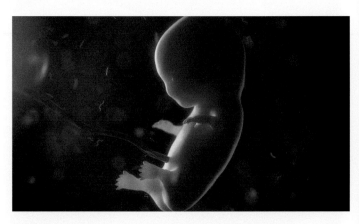

◘ **Abb. 9.6**   Embryo mit 11 Wochen (Illustration) (© unlimit3d/Fotolia)

Ab der 11. SSW wird das gesamte Zentralnervensystem – dazu gehören Hirn und Rückenmark – ausgebildet, und beim Herzen können schon die Kammern und Vorhöfe dargestellt werden.

Links im Bauchraum unter dem Herzen wird der Magen als schwarzer Fleck sichtbar; schwarz deshalb, weil das Kind bereits zu schlucken beginnt. Dadurch ist Fruchtwasser im Magen, und Flüssigkeiten erzeugen im Ultraschall kaum eine Reflexion und erscheinen dadurch schwarz. Wenn das Kind gerade nichts schluckt und der Magen leer ist, kann man ihn im Ultraschall zu dieser Zeit kaum sehen.

Die Nieren bilden sich aus und beginnen, Harn zu produzieren. Der Harn wird in die Harnblase geleitet, wo er zunächst gesammelt wird. Deshalb ist auf dem Bildschirm im Unterbauch des Kindes ein weiterer schwarzer Fleck zu sehen, da auch Harn als Flüssigkeit den Schall nicht reflektiert. Wenn das Kind in die Fruchthöhle uriniert und die Harnblase also leer ist, lässt sie sich kaum darstellen. Dass das Kind in das Fruchtwasser uriniert und dann auch noch Fruchtwasser trinkt, klingt nicht besonders appetitlich, aber dieser Kreislauf ist im Normalfall steril und hilft dabei, die Organe zu entwickeln. Die eigentliche Nahrungsaufnahme und Schadstoffabgabe erfolgt ja über die Nabelschnur.

In dieser Zeit differenziert sich auch das Geschlecht des Kindes. Trotzdem sehen Penis und Klitoris noch gleich groß und sehr ähnlich aus. Sie unterscheiden sich praktisch nur im Winkel zur Körperhauptachse, und eine Beurteilung ist mitunter sehr fehleranfällig. Die eindeutige Differenzierung ist erst ab einer SSL von 70 mm gegeben; alle modernen Lehrbücher warnen vor einer Geschlechtsbestimmung vor der 14. SSW – trotz einer 50/50-Chance.

11.–14. SSW

> Das alles wird die Frauenärztin nicht im Detail bestimmen können und auch nicht müssen, aber auf die groben Merkmale wird sie achten.

Ersttrimester-Screening Die detaillierte Darstellung wird im sog. Screening im 1. Trimester erfolgen, einer spezialisierten ergänzenden Untersuchung, die nicht notwendigerweise in der Routine der Untersuchungen im ersten Schwangerschaftsdrittel durchgeführt wird. Bei diesem Ersttrimester-Screening könnten auch Untersuchungen erfolgen, die eine Wahrscheinlichkeit für eine Auffälligkeit der Erbanlagen des Kindes berechnen. Die Frauenärztin wird über solche weiterführenden Untersuchungen informieren, aber die Entscheidung darüber liegt bei der Schwangeren und wird nur von ihr gefällt.

Eileiterschwangerschaft

© Springer-Verlag GmbH Deutschland 2017
M. Burger, *Unser Baby im Ultraschall*,
DOI 10.1007/978-3-662-53458-8_10

Eine der Hauptaufgaben des Ultraschalls in der Frühschwangerschaft ist es, eine sog. Eileiterschwangerschaft auszuschließen bzw. die Schwangerschaft in der Gebärmutter zu bestätigen. Wenn die Bluttests der Mutter eine Schwangerschaft anzeigen und ab einer gewissen Höhe dieser Werte in der Gebärmutter keine Schwangerschaft im Ultraschall sichtbar ist, ergibt sich der Verdacht auf eine Eileiterschwangerschaft. Eine solche Schwangerschaft außerhalb der Gebärmutter kann durch mögliche starke innere Blutungen für die Mutter sehr gefährlich werden.

Befruchtung

Nach dem Geschlechtsverkehr wandern die Samenzellen recht flott durch die Scheide über den Gebärmutterhals in der Gebärmutter in Richtung Eileiter. In einem der beiden Eileiter treffen sie – zum Zeitpunkt des Eisprungs – auf eine Eizelle, die sie befruchten könnten. Normalerweise geht der Weg für die befruchtete Eizelle ohne Hektik wieder zurück in die Gebärmutterhöhle, wo die Einnistung nach ca. 3–5 Tagen beginnt und erst nach bis zu 2 Wochen abgeschlossen sein kann. Nicht jede befruchtete Eizelle nistet sich auch ein, sondern einige »verzichten« darauf und gehen mit der nächsten Regelblutung ab. Man nimmt an, dass das auf bis zu 50% der Fälle zutrifft. Nicht befruchtete Eizellen nehmen den gleichen Weg.

Wenn aber eine befruchtete Eizelle auf dem Weg zur Gebärmutterhöhle »hängenbleibt« und versucht, sich unterwegs einzunisten, spricht man von einer Eileiterschwangerschaft (◘ Abb. 10.1). Dieses »Hängenbleiben« könnte z. B. durch eine Verklebung und damit Verengung des Eileiters nach einer Eierstockentzündung begründet sein. Das

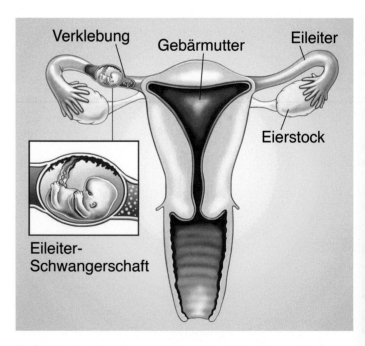

◘ **Abb. 10.1**   Schematische Darstellung einer Eileiterschwangerschaft (© Henrie/ Fotolia)

»Hängenbleiben« kann jedoch an jedem Punkt der Reise zwischen Eierstock und Gebärmutter vorkommen. In extrem seltenen Fällen könnte eine befruchtete Eizelle sogar den »Sprung« in den Eileiter verpassen und sich in der Bauchhöhle einnisten; das wäre dann eine Bauchhöhlenschwangerschaft. Auch wenn die Reise zu weit geht und sich die befruchtete Eizelle erst im Gebärmutterhals einnistet, könnte es gefährlich werden.

Das Gefährliche an einer Einnistung im Eileiter ist, dass die Schwangerschaft dort anfängt, wie normal zu wachsen, als wäre sie in der Gebärmutterhöhle. Der sehr zarte Eileiter könnte dann platzen und eine mitunter sehr starke innere Blutung bei der Mutter verursachen.

> Eine der wichtigsten Aufgaben des Ultraschalls im 1. Trimester ist es, eine Schwangerschaft außerhalb der Gebärmutter auszuschließen!

Die Frauenärztin versucht, dieses schon im Vorfeld mittels Ultraschall zu erkennen und verhindern.

Combined-Test

© Springer-Verlag GmbH Deutschland 2017
M. Burger, *Unser Baby im Ultraschall*,
DOI 10.1007/978-3-662-53458-8_11

Das Ersttrimester-Screening mit dem ungefährlichen und weiter unten genauer dargestellten Combined-Test ist ein sehr genaues Verfahren, **Hinweise** auf Fehlbildungen bei den Erbanlagen (Chromosomenstörungen) zu erkennen.

Chorionzottenbiopsie,
Amniozentese

Der einzige Weg, einen Chromosomenfehler **mit Sicherheit zu entdecken**, ist allerdings die Punktion des Mutterkuchens (Chorionzottenbiopsie – ab der 11. SSW) oder die Fruchtwasserpunktion (Amniozentese – ab der 16. SSW). Bei diesen Methoden werden Zellen gewonnen, die mit den Zellen des Kindes genetisch identisch sind bzw. die direkt von diesem stammen. Der wesentliche Nachteil besteht darin, dass es bei einer von 100–300 Punktionen (0,3–1%) zu Komplikationen wie einer Fruchtwasserinfektion oder vorzeitigem Blasensprung kommen kann, die gefährlich für ein möglicherweise völlig gesundes Kind sein können.

NIPT-Test

Eine weitere Alternative zum Combined-Test ist der NIPT-Test (nichtinvasiver pränataler Test, ▶ Kap. 12), der ohne Risiken eine äußerst hohe Ergebnissicherheit aufweist (über 99,9% für Trisomie 21) und nur aus einer Ultraschalluntersuchung und einer Blutabnahme besteht. Nachteilig ist, dass dieser Test derzeit noch wesentlich teurer ist als der Combined-Test.

❯ Letztlich entscheidet die Schwangere, ob sie diese Informationen und damit einen derartigen Test überhaupt will!

Combined-Test

Bei dem für das Kind völlig ungefährlichen Combined-Test werden die folgenden Daten und einiges mehr in einem speziellem Computerprogramm mit kompliziertem Algorithmus zusammengeführt und ausgewertet:

11

Daten für den Combined-Test
- **Angaben zur Mutter:**
  - Alter und Ethnizität
  - Vorgeschichte
  - Aktuelle Größe und Gewicht
  - Raucherin oder Nichtraucherin
  - Natürliche oder künstliche Befruchtung
  - Hormon- und Eiweißwerte der Mutter (mittels Blutabnahme)
- **Angaben zum Kind:**
  - Exaktes Schwangerschaftsalter
  - Ultraschallmessungen des Kindes
    - Körperlänge, Kopfumfang, Brustumfang, Oberschenkellänge
    - Nackentransparenz
    - Nasenbein
    - Blutfluss im und beim kindlichen Herzen
  - Herzfrequenz

Diese Fülle an Daten lässt erahnen, dass das alleinige Messen der Nackentransparenz ohne Computerauswertung keine klare Aussage über ein Risiko geben kann – was aber leider mancherorts noch immer behauptet wird.

Die Genauigkeit des korrekt und vollständig durchgeführten Combined-Tests liegt – bei einer falsch positiven Rate von ca. 3–5% – bei

- ca. 97% für Trisomie 21 (Down-Syndrom),
- ca. 95% für Trisomie 18 (Edwards-Syndrom),
- ca. 93% für die Trisomie 13 (Pätau-Syndrom).

Testgenauigkeit

Das heißt, zwischen 93% und 97% der Trisomien können entdeckt werden, die restlichen Fälle auf 100% werden nicht angezeigt, sie sind falsch negativ und »rutschen« bei diesem Test also durch. In 3–5% der Fälle ist der Combined-Test falsch positiv. Das bedeutet, er zeigt ein erhöhtes Risiko für eine Trisomie an, obwohl keine vorhanden ist.

Daraus ergibt sich nach Auswertung aller Parameter ein aktuelles persönliches Risiko (sog. adjustiertes Risiko), dargestellt als Wahrscheinlichkeitswert für diese Schwangerschaft zum aktuellen Zeitpunkt. Das Ergebnis wird dann mit dem sog. Hintergrundrisiko (s. unten) und dem Risiko einer Punktion verglichen und mit der Schwangeren genau besprochen.

Adjustiertes Risiko

Das Hintergrundrisiko bezeichnet das durchschnittliche Risiko aller Frauen in einem bestimmten Alter zu einem bestimmten Zeitpunkt der Schwangerschaft. Ihr persönliches Hintergrundrisiko entspricht also dem durchschnittlichen Risiko aller Frauen in ihrem Alter in der aktuellen Schwangerschaftswoche. Prinzipiell besteht bei jeder Frau in jedem Alter in jeder Schwangerschaftswoche ein Risiko, ein Kind mit Auffälligkeiten der Erbanlagen zu bekommen. Die Risiken sind nur unterschiedlich groß und – um die Kirche im Dorf zu lassen – im Normalfall eher klein.

Hintergrundrisiko

■ Abb. 11.1 zeigt das mit dem Alter der Mutter ansteigende Hintergrundrisiko für Trisomie 21.

Trisomie 21: Hintergrundrisiko in Prozent bezogen auf das Alter der Mutter (■ Abb. 11.1)
- 20-jährige Schwangere: 1:1500 (ca. 0,08%)
- 30-jährige Schwangere: 1:900 (ca. 0,15%)
- 35-jährige Schwangere: 1:300 (ca. 0,3%)
- 40-jährige Schwangere: 1:100 (ca. 1%)

❯ Nachdem alle diese Informationen vorliegen, entscheidet die Schwangere gemeinsam mit ihrem Partner, idealerweise nach einem Gespräch mit ihrer Frauenärztin, ob sie weitere Untersuchungen vornehmen lassen will oder nicht.

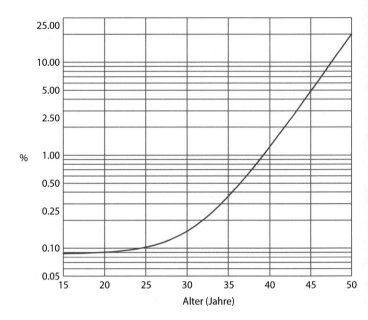

▣ Abb. 11.1   Altersabhängiges Hintergrundrisiko für Trisomie 21 bezogen auf das Alter der Mutter; Erläuterung ▶ Text

Interpretation des Tests

Je höher die Wahrscheinlichkeit, also das adjustierte Risiko ist, umso eher ist an eine Punktion zu denken. Der grobe Richtwert, eine Punktion anzubieten, liegt bei einer berechneten Wahrscheinlichkeit, die höher als 1:300 ist. Das betrifft rund 5% aller Schwangerschaften. Dieser Wert ist willkürlich gewählt, weil er in etwa dem Risiko einer Punktion des Mutterkuchens oder des Fruchtwassers entspricht. Ab diesem Wert liegt die Wahrscheinlichkeit, dass das Kind eine Chromosomenfehlbildung hat, bereits über dem Risiko einer Komplikation bei der Punktion. Zwischen Risiken von 1:1000 (0,1%) und 1:10 (10%) wird in immer mehr Zentren auch der NIPT-Test als ungefährlichere Variante in Erwägung gezogen.

Das Risiko von 1:300 entspricht auch dem durchschnittlichen Risiko einer 35-jährigen Schwangeren zum Zeitpunkt der Durchführung des Combined-Tests. Beim Hintergrundrisiko wird immer »zu diesem Zeitpunkt der Schwangerschaft« dazugesagt. Der Grund ist, dass Kinder, die eine Auffälligkeit der Erbanlagen besitzen, auch ein größeres Risiko für eine Fehlgeburt haben.

Daher denken Statistikerinnen jetzt folgendermaßen »um die Ecke«: Je länger es zu keiner Fehlgeburt gekommen ist, desto geringer ist das Risiko einer Chromosomenauffälligkeit.

Ein Beispiel   Eine 27-jährige Schwangere hat ein Hintergrundrisiko von 1:800 in der 13. SSW, und der Combined-Test ergibt ein Risiko von 1:590. In der 20. SSW würde das Hintergrundrisiko bei dieser Frau nur noch 1:980 betragen, und zum Zeitpunkt der Geburt wäre das Hintergrundrisiko bis auf 1:1100 gesunken. Das adjustierte Risiko des Kindes läge am Ende der Schwangerschaft nur bei 1:800.

Kein Wunder, dass dadurch viele Eltern ohne gute und ausführliche Erklärungen verwirrt werden. Aus diesen Betrachtungen ergibt sich auch, dass Werte von Combined-Tests unterschiedlicher Schwangerschaften derselben Mutter nur sehr schwer miteinander vergleichbar sind!

> **Befund-Beispiel für einen Combined-Test**
> Eine 29-jährige Schwangere ist in der 13. SSW (12 Wochen und 5 Tage).
> Sie hat daher ein Hintergrundrisiko
> - für Trisomie 21 von 1:664
> - für Trisomie 18 von 1:639
> - für Trisomie 13 von 1:5137

Ein mit allen erforderlichen Parametern durchgeführter Combined-Test ergab folgenden Befund (◻ Tab. 11.1):

◻ **Tab. 11.1** Risiko für Trisomien im 1. Trimester

Risiko	Trisomie 21	Trisomie 18	Trisomie 13
Hintergrundrisiko	1:664	1:1639	1:5137
Adjustiertes Risiko	1:13.289	< 1:20.00	< 1:20.000

Als Graphik dargestellt, sieht das folgendermaßen aus (◻ Abb. 11.2):
Die SSL beträgt 66 mm (linkes Diagramm), und obwohl die Nackentransparenz mit 1,9 mm (mittleres Diagramm) etwas größer als der Durchschnitt ist, sinkt das Risiko für Trisomie 21 dank aller zusätzlichen Parameter von 1:664 (0,15%) auf 1:13.289 (0,01%). Das entspricht nun nicht mehr dem durchschnittlichen Risiko einer 29-jährigen, sondern dem niedrigeren Risiko einer in etwa 15-jährigen Schwangeren (rechtes Diagramm). Die Risiken für die Trisomien 13 und 18 sind noch niedriger – also ein erfreulicher Befund eines Combined-Tests!

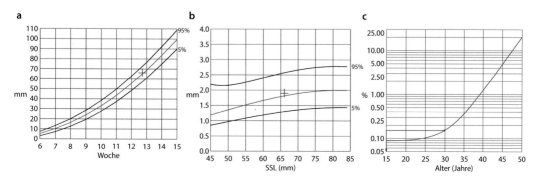

◻ **Abb. 11.2** **a**. Scheitel-Steiß-Länge, **b** Nackentransparenz, **c** Risiko für Trisomie 21; Erklärungen ▶ Text

Nichtinvasiver pränataler Test – NIPT

© Springer-Verlag GmbH Deutschland 2017
M. Burger, *Unser Baby im Ultraschall,*
DOI 10.1007/978-3-662-53458-8_12

Der nichtinvasive pränatale Test (*non-invasive prenatal testing* – NIPT) ist die derzeit beste und risikoärmste Form des Screenings auf Auffälligkeiten der kindlichen Erbanlagen, insbesondere die Trisomien 13, 18 und 21. Der NIPT erfolgt mittels einfacher Blutabnahme bei der Mutter und birgt daher, anders als etwa eine Fruchtwasserpunktion, keine Risiken für das Kind. Die Mutter hat lediglich das sehr geringe Risiko eines »blauen Flecks« nach der Blutabnahme, je nachdem wie geschickt die blutabnehmende Person war und wie konsequent die Schwangere nachher auf die Stelle gedrückt hat. Der Test wird von verschieden Firmen und unter unterschiedlichen Namen, wie z. B. Harmony-Test oder Praena-Test, angeboten.

Die Idee des Tests   Im mütterlichen Blut befinden sich bereits früh in der Schwangerschaft neben der Erbinformation der Mutter auch DNS-Fragmente des Kindes. Die DNS (Desoxyribonukleinsäure, engl. auch DNA) ist der Träger der Gene, also der Erbinformation. Genetisches Material, das im Blut der Mutter zu finden ist, stammt zu 90% von der Mutter und zu 10% vom ungeborenen Kind. Diese Teile der kindlichen DNS werden von dem an der Gebärmutterwand anhaftenden Mutterkuchen an den mütterlichen Kreislauf abgegeben. Und der Mutterkuchen ist genetisch identisch mit dem Kind. Diese sog. zellfreie fetale DNS, die frei im Blut der Mutter schwimmt, kann heute auf das Vorliegen von Chromosomenstörungen beim Kind untersucht werden (Abb. 12.1).
Der Mensch besitzt 23 Chromosomenpaare, die die genetische Information enthalten und aus DNS und Eiweißmolekülen bestehen.

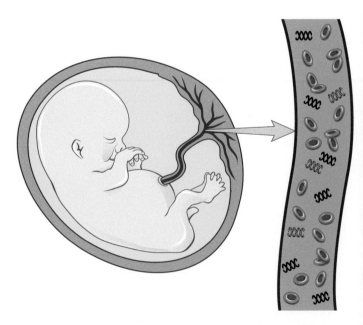

 Abb. 12.1   Der Mutterkuchen gibt kindliche (fetale) DNS (*grau*) in den mütterlichen Kreislauf mit mütterlicher (maternaler) DNS (*schwarz*) ab

Bei einer Trisomie liegt ein bestimmtes Chromosom dreifach statt paarweise vor. Bekanntestes Beispiel ist das Down-Syndrom, bei dem ein überschüssiges Chromosom 21 vorhanden ist. Das führt dazu, dass bei einem Kind mit Down-Syndrom auch mehr Material vom Chromosom 21 (Chromosom-21-spezifische DNS-Fragmente) in den mütterlichen Kreislauf abgegeben wird. Dieses Mehr an Chromosom-21-spezifischen DNS-Fragmenten im mütterlichen Blut lässt sich mit den neuen hochentwickelten Geräten bestimmen.

Die Aufdeckungsrate (Erkennungswahrscheinlichkeit) eines NIPT für Trisomie 21 ist in den aktuellen Untersuchungen mit über 99% angegeben, die Rate falsch positiver Befunde liegt unter 0,1%. Die Erkennungswahrscheinlichkeiten für Trisomie 18 (ca. 97%) und Trisomie 13 (ca. 93%) sind etwas geringer. Erst wenn mindestens etwa 5% oder mehr der ausgewerteten DNS-Anteile vom Kind stammen, ist das Ergebnis gültig. In manchen Fällen wird dieser Wert nicht erreicht; dann muss die Blutabnahme und damit der Test wiederholt werden.

Testgenauigkeit

> ❯ Dem Test geht immer ein eingehendes Ersttrimester-Screening
> voraus, da z. B. bei einer deutlich erhöhten Nackentransparenz
> oder bei Auffälligkeiten der kindlichen Organe möglicherweise
> gleich direkt zu einer invasiven Diagnostik (Punktion des
> Mutterkuchens oder des Fruchtwassers) geraten werden muss.

Da der Test (noch) nicht vollständig diagnostisch ist (d. h., die Entdeckungsrate liegt knapp unter 100%, und der Test kann in sehr seltenen Fällen auch falsch positiv sein), wird derzeit noch empfohlen, bei einem auffälligen Testergebnis zur Sicherung der Diagnose eine Punktion des Mutterkuchens bzw. des Fruchtwassers durchzuführen. Bei einem unauffälligen Testergebnis kann mit sehr hoher Wahrscheinlichkeit ein Down-Syndrom ausgeschlossen werden. Durch dieses Vorgehen und die sehr niedrige Rate an falsch positiven Befunden sind sehr viel weniger für die Schwangerschaft potenziell gefährliche Punktionen des Mutterkuchens oder des Fruchtwassers notwendig geworden.

Derzeit ist dieser Test noch wesentlich teurer als der Combined-Test. Es ist aber davon auszugehen, dass der NIPT in einigen Jahren preiswerter und noch genauer wird und den Combined-Test dann ablöst.

Was als Voraussetzung für den NIPT allerdings immer bleibt, ist ein ausführliches genetisches Aufklärungsgespräch und die Durchführung des detaillierten Ersttrimester-Screenings bei einer spezialisierten Untersucherin.

Zwillinge – eineiig oder zweieiig?

© Springer-Verlag GmbH Deutschland 2017
M. Burger, *Unser Baby im Ultraschall*,
DOI 10.1007/978-3-662-53458-8_13

Der Ultraschall von Zwillingen oder ist etwas komplizierter als das Beurteilen eines einzelnen Kindes, da sich öfter ein Kind hinter dem anderen »versteckt«.

Im ersten Schwangerschaftsdrittel geht es aber – neben den üblichen Themen wie Alter, Lage, Größe usw. – auch darum, ob die Kinder sich einen Mutterkuchen teilen oder jedes seinen eigenen hat. Ebenso muss ermittelt werden, ob sich die beiden Kinder eine Fruchtblase teilen oder ob auch hier jedes für sich in einer eigenen schwimmen kann. Das lässt sich am besten zum Zeitpunkt des Ersttrimester-Screenings erkennen (◘ Abb. 13.1).

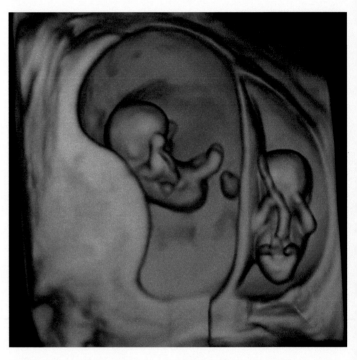

◘ **Abb. 13.1**   Zwillinge mit zwei getrennten Fruchthöhlen im 3D-Bild. (Used with permission of GE Healthcare)

■ **Warum ist das wichtig?**

Zwillingstransfusionssyndom

Stellt man sich den Mutterkuchen als Speisekammer vor, in der die Nahrung und viel mehr Lebenswichtiges bereitliegt, ist es sicherer, wenn beide Kinder ihre eigene, hoffentlich gleich große Vorratskammer haben. Anderenfalls könnte es – vereinfacht ausgedrückt – der Fall sein, dass ein Kind mehr von den Nährstoffen abbekommt als das andere. Das Ganze ist allerdings um einiges komplizierter, da es nicht nur um die Nährstoffe, sondern auch um die Blutmenge für die Zwillinge geht, die möglicherweise ungleich verteilt ist. Die Blutkreisläufe der Kinder könnten im Bereich des gemeinsamen Mutterkuchens stellenweise verbunden sein – eine Situation, die nur bei eineiigen Zwillingen vorkommen kann. In diesem Fall kann es passieren, dass das eine Kind eine relativ zu große Menge an Blut bewältigen muss, während das andere weniger bekommt. Die Folge wäre die Gefahr einer Kreislauf-überlastung bei einem der beiden Zwillinge. Dieser gefährliche Zustand wird Zwillingstransfusionssyndom oder fetofetales Transfusionssyn-drom (FFTS) genannt; die englische Bezeichnung lautet *twin-twin transfusion syndrome* (TTTS). In spezialisierten Zentren kann dieser Zustand mithilfe einer Operation noch innerhalb der Gebärmutter behandelt werden.

> ❯ Bei Zwillingen muss in der Frühschwangerschaft immer mittels Ultraschall festgestellt werden, ob sich die beiden Kinder einen Mutterkuchen teilen oder ob jedes Kind einen eigenen hat!

Eineiige und zweieiige Zwillinge Bei etwa 1–2% der Schwangerschaf-ten kommen Zwillinge vor. Etwa zwei Drittel davon sind zweieiig, d. h., sie entstehen aus zwei verschiedenen, gleichzeitig befruchteten Eizel-len. Sie haben also unterschiedliche Erbanlagen und sind genetisch nicht gleich. Das dritte Drittel ist eineiig, d. h., die Kinder entstehen aus einer befruchteten Eizelle, trennen sich erst in einem späteren Tei-lungsstadium und sind genetisch gleich. Während der Schwangerschaft lässt sich nur eingeschränkt sagen, ob es sich um eineiige oder zwei-eiige Zwillinge handelt. Wenn die beiden Kinder sich einen Mutterku-chen oder gar eine Fruchtblase teilen, sind sie definitiv eineiig. Haben sie beides für sich alleine, können sie eineiig oder zweieiig sein – außer sie weisen verschiedene Geschlechter auf, dann sind sie mit Sicher-heit zweieiig.

Drillinge Sie sind wesentlich seltener und kommen bei 1–3 von 10.000 Schwangerschaften vor. Drillinge könnten übrigens entweder dreieiig sein, zwei von ihnen könnten eineiig und das dritte aus einer zweiten befruch-teten Eizelle entstanden sein, oder sie könnten alle drei eineiig sein.

Die befruchtete Eizelle entwickelt sich über mehrere Teilungs-schritte weiter. Für die Frage, ob bei eineiigen Zwillingen Fruchtblase und Mutterkuchen getrennt sind oder nicht, ist der Zeitpunkt ihrer Trennung entscheidend.

Drillinge

Vierer-Regel Um diesen Zeitpunkt festzustellen, hilft die sog. Vierer-Regel, da in 4-Tages-Schritten gerechnet wird: Findet die Trennung vor dem 4. Tag nach der Befruchtung statt, liegen bei den Kindern Mutterkuchen und Fruchtblase getrennt vor (und sie sind bei glei-chem Geschlecht von zweieiigen Zwillingen im Ultraschall nicht zu unterscheiden). Trennen sie sich zwischen dem 4. und 8. Tag, haben die Kinder einen gemeinsamen Mutterkuchen, aber separate Frucht-blasen, zwischen dem 8. und 12. Tag haben sie beides, Mutterkuchen und Fruchtblase, gemeinsam. Fände die Teilung nach dem 12. Tag statt, würden siamesische Zwillinge entstehen, also Kinder, die am Körper zusammengewachsen sind, doch das ist extrem selten.

Zeitpunkt der Trennung bei eineiigen Zwillingen

Also: je später die eineiigen Zwillinge sich trennen, desto mehr Strukturen haben sie gemeinsam und umso genauer und häufiger muss die Schwangerschaft überwacht werden.

■ **Wie erkennt die Untersucherin das im Ultraschall?**

Zunächst erkennt sie, dass sich nicht eines, sondern mehrere Kinder in der Gebärmutter tummeln.

Ultraschallzeichen

Im nächsten Schritt wird untersucht, ob sich zwischen den Kindern eine Membran befindet, die auf zwei getrennte Fruchtblasen hinweist. Zu diesem Zeitpunkt sieht man auch schon den bzw. die Mutterkuchen gut, was jedoch leider oft nicht viel nützt, da die beiden Mutterkuchen meist direkt nebeneinander liegen und die Grenze zwischen ihnen häufig nicht klar ist. Hier hilft man sich mit der Membran zwischen den Kindern.

Handelt es sich um zwei getrennte Mutterkuchen, ist die Membran dicker, und sie kann ein Blutgefäß enthalten, das auch im Doppler-Ultraschall sichtbar wäre. In der Frühschwangerschaft wird Doppler-Ultraschall allerdings nicht so gerne eingesetzt, da hierfür doch mehr Energie benötigt wird und das ALARA-Prinzip Vorrang hat.

λ-Zeichen und T-Zeichen

Der angewendete »Trick« ist der: Die »Einmündung« dieser Trennmembran in den oder die Mutterkuchen wird genau angeschaut, denn die beiden Fälle stellen sich unterschiedlich dar (◘ Abb. 13.2). Bei zwei Mutterkuchen sieht die Membran eher zipfelig aus und erinnert an den griechischen Buchstaben Lambda (λ), bei nur einem Mutterkuchen ist sie eher glatt einmündend und sieht eher wie ein T aus. Wir sprechen daher vom λ-Zeichen als Hinweis auf zwei Mutterkuchen und vom T-Zeichen auf einen gemeinsamen Mutterkuchen. Diese Zeichen sind

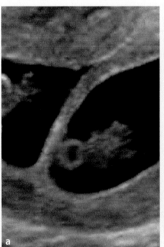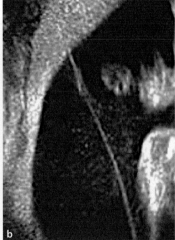

◘ **Abb. 13.2   a** λ-Zeichen: relativ dicke Membran mit »zipfeligem« Ansatz, d. h. Zwillinge mit zwei Mutterkuchen, **b** T-Zeichen: relativ dünne Membran mit »glattem« Ansatz, d. h. Zwillinge mit einem Mutterkuchen

in der Frühschwangerschaft meist recht gut zu erkennen, später sind sie oft nicht mehr so deutlich. Im Idealfall dokumentiert die Untersucherin diesen Hinweis und legt als Dokument für die gesamte Schwangerschaft ein Bild davon dem Mutter-Kind-Pass bei.

In Fachkreisen ist es übrigens verpönt, lediglich von Zwillingsschwangerschaft zu sprechen, man will es genauer wissen, um die Kontrollintervalle korrekt festlegen zu können. Je mehr Strukturen sich die beiden Kinder teilen, desto häufiger erfolgen die Kontrollen. Der Mutterkuchen wird Chorion, die Fruchtblase wird Amnion genannt. Es gibt somit mono- oder dichoreale und mono- oder diamniale (oder -amniote) Zwillingsschwangerschaften, wobei »mono« für eins oder allein steht und »di« für zwei. Die alleinige Diagnose »Zwillingsschwangerschaft« ist daher zu ungenau.

Detailliertes Screening im 1. Trimester

© Springer-Verlag GmbH Deutschland 2017
M. Burger, *Unser Baby im Ultraschall*,
DOI 10.1007/978-3-662-53458-8_14

Nackentransparenz

Das Ersttrimester-Screening ist eine Ergänzung zum Basis-Ultraschall bei der Frauenärztin. In den 1990er Jahren wurde darunter noch fast ausschließlich die Messung der Nackentransparenz beim Kind zur Risikoberechnung auf Auffälligkeiten der kindlichen Erbanlagen verstanden (◘ Abb. 14.1). Umgangssprachlich wird diese Messung als Bestimmung der »Nackenfalte« bezeichnet. Pränataldiagnostikerinnen dagegen verstehen unter Nackenfalte ein Nackenödem, und diese Auffälligkeit wird erst ab dem mittleren Schwangerschaftsdrittel beschrieben.

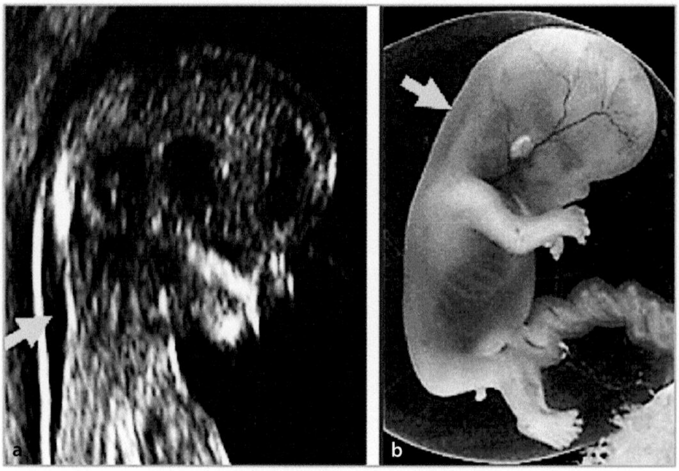

◘ **Abb. 14.1** **a** Nackentransparenz im 1. Trimester, **b** entsprechendes Ultraschallbild

Inzwischen haben sich das medizinische Wissen und die Technik rasch weiterentwickelt. Die o. g. Risikoberechnung ist heute nur noch ein kleiner Teil des Ersttrimester-Screenings. Bei guten Schallbedingungen lassen sich beim spezialisierten Screening im ersten Schwangerschaftsdrittel bereits mehr als ein Drittel der schweren Auffälligkeiten beim Kind erkennen. Bis zu 2% der Kinder weisen Auffälligkeiten auf, die nichts mit den Erbanlagen zu tun haben. Im Umkehrschluss – und das ist die gute Nachricht – ist bei über 98% der Kinder »alles in Ordnung«.

▪ Was wird beim Ersttrimester-Screening also – zusätzlich zu den Punkten im Basis-Ultraschall (▶ Kap. 9) – untersucht?

Für die Untersucherinnen gibt es einen fixen und standardisierten Untersuchungsablauf, der meist genau in dieser Abfolge abgearbeitet wird!

▪▪ Längsdarstellung des Kindes

Scheitel-Steiß-Länge

Zunächst wird das Kind in der Längsachse dargestellt (◘ Abb. 14.2). Dabei wird die Scheitel-Steiß-Länge (SSL) nochmals kontrolliert. Eine Risikoberechnung mithilfe des Combined-Tests oder der Nackentransparenz kann nur zwischen einer SSL von 45 mm und 84 mm durchgeführt werden. Das Risikoberechnungsprogramm übernimmt ansonsten keine Werte. Präzise Messungen sind also sinnvoll!

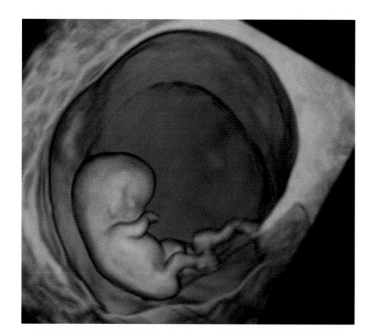

In der Darstellung der SSL lassen sich die kindlichen Proportionen gut beurteilen, und es kann auch gleich ein Blick auf die Kontur des Rückens geworfen werden, um eventuelle Hinweise auf eine Auffälligkeit der Wirbelsäule zu sehen. Der kindliche Kopf erscheint zu dieser Zeit im Vergleich zum Körper sehr viel größer, das ist normal so. Ebenso normal sind die schwarzen Areale im Kopf, die den sich ausbildenden Hirnstrukturen entsprechen, ebenfalls sehr groß wirken können und keinesfalls »Löchern im Kopf« entsprechen (■ Abb. 14.3).

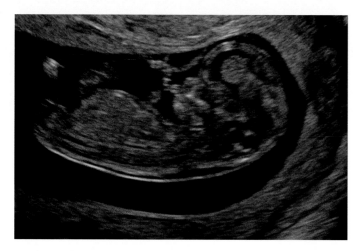

■ **Abb. 14.3** Längsdarstellung des Kindes im 1. Trimester, vor dem Mund befindet sich zufällig ein Teil der Nabelschnur

> ❯ Die Eltern sollten bitte nicht erschrecken, wenn bei
> solchen Aufnahmen weder Arme noch Beine sichtbar
> sind. Es wird eine Ebene genau in der Längsachse der
> Körpermitte dargestellt, und da die Arme und Beine seitlich
> vom Körper weggehen, sind sie in dieser Darstellung meist
> nicht zu sehen.

■ ■ **Darstellung des kindlichen Kopfes**

Schädel und Kopf

Es geht weiter mit dem Schädel des Kindes: Dieser wird zunächst quer dargestellt und vermessen. Der sog. biparietale Durchmesser (BIP oder BPD) entspricht dem Kopfdurchmesser, er reicht also ungefähr von einem Ohr zum anderen, der sog. frontookzipitale Durchmesser (FOD oder OFD) entspricht dem Abstand von vorne nach hinten (◘ Abb. 14.4).

Bei dieser Einstellung des kindlichen Schädels sind schon gut die beiden Hirnhälften mit einer Mittellinie dazwischen zu erkennen (◘ Abb. 14.4). Die grauen Areale, die neben der Mittellinie in beiden Hirnhälften zu sehen sind, zeigen ein Adergeflecht, das zu diesem Zeitpunkt noch die beiden seitlichen Hirnkammern ausfüllt. Dieses Adergeflecht wird Plexus choriodeus genannt und bildet die Flüssigkeit für Gehirn und Rückenmark. Bei guten Ultraschallbedingungen können zu diesem Zeitpunkt die Augenhöhlen und die Oberlippe ebenfalls schon recht gut beurteilt werden.

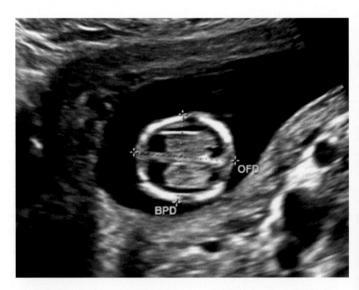

◘ **Abb. 14.4**   Schädelmessungen im 1. Trimester. Kopf quer (*BPD* biparietaler Durchmesser) und von vorne nach hinten (*OFD* frontookzipitaler Durchmesser). Erläuterungen ▶ Text

Sehr wichtig ist auch die Darstellung des Kopfes im Profil. Hier gibt es genaue Richtlinien und Standards, nach denen diese Einstellung zu erfolgen hat. Die spezialisierten Untersucherinnen müssen neben einer jährlichen Prüfung auch Nachweise für das Einhalten dieser Standards – sog. Audits – absolvieren, um ihre Lizenz zu behalten. Nur nach diesen jährlichen Audits wird die Lizenz verlängert, und das Risikoberechnungsprogramm kann weiter verwendet werden.

In der Profildarstellung sind zunächst bereits viele Details der Entwicklung des Gehirns und des Gesichts erkennbar. Für die Risikoberechnung auf Auffälligkeiten der Erbanlagen achten die Untersucherinnen besonders auf das Nasenbein und die Nackentransparenz. Das Nasenbein erscheint als zwei parallele weiße Striche und ein Punkt, die Nasenspitze. Die Nackentransparenz ist eine Flüssigkeitsansammlung – deshalb ist sie auf dem Monitor schwarz – im Bereich des Nackens des Kindes (◨ Abb. 14.5).

Profil

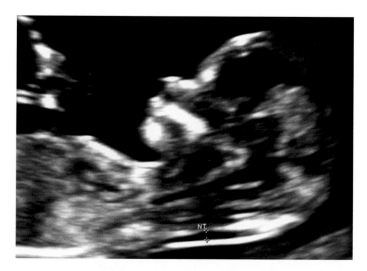

◨ **Abb. 14.5**   Profildarstellung im 1. Trimester mit Nasenbein und Nackentransparenz (*NT*)

> Eine erhöhte Nackentransparenz oder ein nichtdarstellbares Nasenbein könnten Hinweise auf Auffälligkeiten der Chromosomen, also der Träger der Erbinformation, sein – aber eben nur Hinweise, kein Beweis.

Im Gegenteil: Die meisten Kinder mit erhöhter Nackentransparenz und viele Kinder mit nichtdarstellbarem Nasenbein sind genetisch völlig gesund! Eine erhöhte Nackentransparenz kann aber auch, unabhängig von den Erbanlagen, ein Hinweiszeichen für Probleme bei anderen Organen wie Herz, Knochen oder Nieren, für Zwerchfellbrüche oder für

Lippenspalten darstellen. Hier ist nochmals wichtig zu betonen, dass es sich nur um Hinweiszeichen handelt und in solchen Fällen ein genaues und spezialisiertes Screening im 2. Trimester, also das Organscreening, mehr Informationen bringen kann.

In der Profildarstellung betrachtet die Untersucherin auch genau die drei parallelen schwarzen Streifen im Bereich des Halses, die den Strukturen am Hirnstamm und am Übergang vom Gehirn zum Rückenmark entsprechen. Auch hier können sich schon früh im ersten Schwangerschaftsdrittel Hinweise auf Probleme bei der Hirnentwicklung oder im Bereich des Rückens zeigen.

▪ ▪ **Darstellung von Herz und Brustkorb**

Herz und Brustkorb

Wandert die Untersucherin mit dem Schallkopf in einer queren Ebene am Körper weiter nach unten, gelangt sie zu Herz und Brustkorb. Am wichtigsten ist hier das Herz, die Lungen sind noch nicht gut zu beurteilen. Die Herzfrequenz, die zu diesem Zeitpunkt bei etwa 145–170 Schlägen pro Minute liegt, wird ebenso gemessen wie der Blutfluss zwischen rechter Herzkammer und rechtem Vorhof. Beide Messergebnisse werden auch für die Auswertung des Combined-Tests verwendet. Bei idealen Ultraschallbedingungen kann das Herz schon gut beurteilt werden (◘ Abb. 14.6).

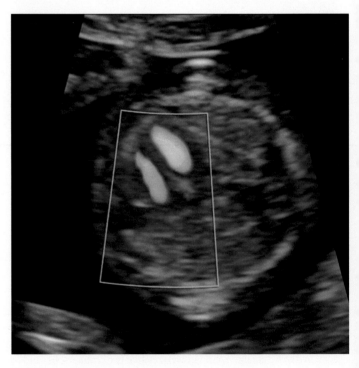

◘ **Abb. 14.6**   Füllung der beiden Herzkammern im 1. Trimester

Gut sichtbar sind dann die beiden Herzkammern und die beiden Herzvorhöfe. Sind die Bedingungen wirklich ideal, können auch schon die beiden Hauptschlagadern, die vom weg vom Herzen zum Körper und zur Lunge ziehen, beurteilt werden. Wenn das gelingt, ist eine Vielzahl von Herzfehlern im 1. Trimester bereits ausgeschlossen.

▪ ▪ **Darstellung des Bauchraums**

Nachdem die Grenze zwischen Brust- und Bauchraum, das Zwerchfell, kontrolliert wurde, wird der Bauchraum untersucht. Hier findet sich wieder ein schwarzes – also mit Flüssigkeit gefülltes – Areal, der Magen. Das Kind schluckt bereits Fruchtwasser, und dieses gelangt in den Magen. Dieser sollte, ebenso wie das Herz, auf der linken Körperseite liegen.

Auf dieser Ebene wird auch der Bauch vermessen, in diesem Fall der Bauchumfang, auch Abdomen-Zirkumferenz (AC) oder Abdomenumfang (AU) genannt (◘ Abb. 14.7). Im 1. Trimester ist der

Bauchraum

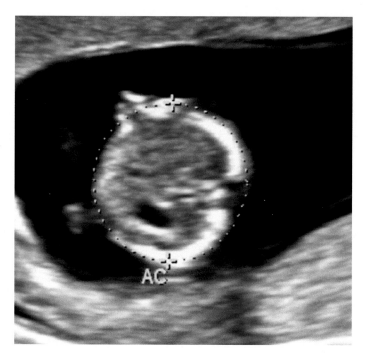

◘ **Abb. 14.7**   Bauchumfang (*AC*) mit Magen (*schwarz*) und Rippen (*weiß*)

Bauchumfang – auch hier gibt es eine Eselsbrücke und Faustregel – in etwa groß wie die Scheitel-Steiß-Länge. Die vordere Bauchwand wird bei der Einmündung der Nabelschnur in den Körper des Kindes kontrolliert (◘ Abb. 14.8).

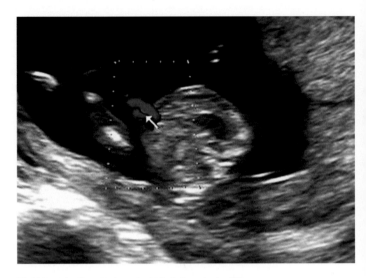

◻ Abb. 14.8 Einmündung der Nabelschnur in den Körper

Bei dieser Gelegenheit kann auch sichergestellt werden, dass sich die vordere Bauchwand des Kindes geschlossen hat. Dieser Vorgang sollte bis zur 12. SSW abgeschlossen sein.

Knapp unterhalb des Zwerchfells verläuft ein Gefäß von der Einmündung der Nabelschnur knapp vor dem Herzen in die untere Hohlvene, der sog. Ductus venosus. Dieses Gefäß ist eine »Umleitung« um die kindliche Leber, die vor der Geburt noch nicht in dem Maße als Entgiftungszentrale des Körpers gebraucht wird wie später im Leben außerhalb der Gebärmutter. Dieses Gefäß gibt es deshalb beim Erwachsenen normalerweise nicht mehr. Beim Screening im 1. Trimester wird auch im Ductus venosus der Blutfluss gemessen, und die Werte haben ebenfalls Einfluss auf die Risikoberechnung im Combined-Test.

Es existieren noch weitere schwarze Areale im Bauchraum. Auf jeden Fall sollte die Harnblase im Unterbauch zu sehen sein, die meist mit Harn gefüllt ist – also wieder einen schwarzen »Fleck« darstellt. Da auf beiden Seiten der Harnblase die Fortsetzung der Nabelschnur im kindlichen Körper vorbeizieht, ist sie recht gut zu identifizieren. Als Zusatzeffekt kann auch gleich die korrekte Anzahl der Nabelschnurgefäße kontrolliert werden (◻ Abb. 14.9).

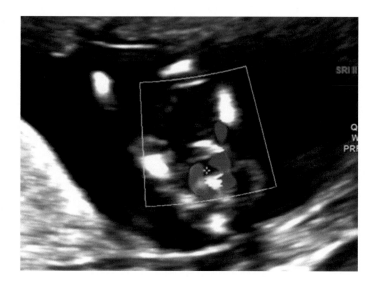

▣ **Abb. 14.9** Harnblase, Nabelschnurgefäße und Ober- und Unterschenkelknochen

Das Kind produziert schon Harn, also müssen die Nieren bereits arbeiten; sie sind allerdings so früh nicht immer sicher beurteilbar.

■ ■ **Darstellung von Armen und Beinen und weitere Parameter**

Das Screening im 1. Trimester ist der beste Zeitpunkt, Arme und Beine zu kontrollieren. Später legen sich die Kinder oft so, dass dies nicht mehr leicht möglich ist, da – meist ein Arm – vom übrigen Körper verdeckt wird. Nun aber sind die Proportionen gut überschaubar, die Arm- und Beinbewegungen leicht darstellbar, Elle und Speiche sowie Schienbein und Wadenbein gut sichtbar, und in den meisten Fällen können auch die Finger beurteilt werden (▣ Abb. 14.10). Die Beurteilung der Zehen ist etwas schwieriger, da sie im Verhältnis deutlich kleiner sind.

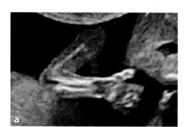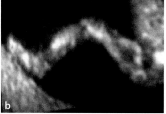

▣ **Abb. 14.10** **a** Unterarm und Finger, **b** Unterschenkel und Fuß

Im Rahmen des Screenings im 1. Trimester bekommen auch zusätzliche Parameter wie die Durchblutung der beiden Arterien, die die Gebärmutter der Mutter versorgen, und weitere Laborwerte immer größere Bedeutung. Mit ihrer Hilfe hofft man, das Risiko für eventuelle spätere Probleme wie eine durch die Schwangerschaft hervorgerufene Blutdruckerhöhung der Mutter oder ein vermindertes Wachstum des Kindes frühestmöglich erkennen zu können. Hier scheint sich viel Entwicklungspotenzial für die Zukunft der Diagnose, später hoffentlich auch der Therapie, zu entwickeln.

Abschließend werden noch die Lage und Struktur des Mutterkuchens, die Menge des Fruchtwassers und bei Zwillingen die Anzahl der Fruchtblasen und Mutterkuchen überprüft.

14

Ultraschall im 2. Trimester

Basis-Ultraschall im 2. Trimester (15.–27. Schwangerschaftswoche)

© Springer-Verlag GmbH Deutschland 2017
M. Burger, *Unser Baby im Ultraschall*,
DOI 10.1007/978-3-662-53458-8_15

Basis-Ultraschall 2. Trimester

Der Basis-Ultraschall im 2. Trimester der Schwangerschaft wird von der Frauenärztin im Rahmen der vorgesehenen Vorsorgeuntersuchungen durchgeführt. Diese Basisuntersuchungen sind in den deutschsprachigen Ländern sehr ähnlich und werden über die nationalen Fachgesellschaften geregelt. Im Wesentlichen beschreiben sie im Ultraschall folgende Strukturen:

> **Erhebung im 2. Trimester (Basis-Ultraschall)**
> ▬ Anzahl der Kinder
> ▬ Lage des Kindes
> ▬ Herzschlag des Kindes
> ▬ Mutterkuchen
> ▬ Fruchtwassermenge
> ▬ Messungen von Kopf, Bauch und Oberschenkel
> ▬ Kindesbewegungen
> ▬ Gebärmutterhalslänge
>
> Eventuell zusätzlich:
> ▬ Lage des Herzens und Darstellung von Magen und Harnblase
> ▬ Andere grobe strukturelle Auffälligkeiten
> ▬ Kontur der Bauchwand und des Rückens

Diese Befunde werden dokumentiert, und aufgrund dieser Ergebnisse wird entschieden, ob weitere Kontrolluntersuchungen veranlasst werden sollen oder müssen.

❯ Zu diesem Zeitpunkt wird die Schwangere von ihrer Frauenärztin nochmals über weiterführende und spezialisierte Untersuchungen wie das Organscreening informiert. Es obliegt dann ihr, diese in Anspruch zu nehmen oder nicht.

Organscreening

Ein weitverbreiteter Irrtum wäre die Vorgehensweise, eine weiterführende spezialisierte Untersuchung nur zu dann machen, wenn bei der Basisuntersuchung eine Auffälligkeit entdeckt wird. Dass bei Auffälligkeiten weiteruntersucht wird, ist ja ohnehin naheliegend. Allerdings können bei einer Basisuntersuchung viele Auffälligkeiten nicht entdeckt werden, weil es nicht die Aufgabe dieser Untersuchung ist, derart ins Detail zu gehen. Es sind z. B. im sog. klassischen 4-Kammer-Blick nur 40% der Herzfehler erkennbar, die beim Organscreening entdeckt werden könnten! Das heißt, die Entscheidung zum detaillierten Screening im 2. Trimester, dem Organscreening, soll unabhängig von den Basisuntersuchungen erfolgen.

❯ Die Entscheidung für oder gegen ein detailliertes Organscreening soll unabhängig von den Routine-Ultraschalluntersuchungen getroffen werden.

Ein Vater, der seine schwangere Frau begleitet hatte, bemerkte einmal trocken und sehr pragmatisch, es sei doch sonnenklar, dass man bei einem Auto beim kleinen Service auch viel weniger kontrolliert und demnach viel weniger Fehler entdecken kann als beim großen – ein ungewöhnlicher, aber praktischer und auf den zweiten Blick auch passender Vergleich.

- Worauf wird beim Basis-Ultraschall im 2. Trimester also geachtet?

■ ■ Anzahl der Kinder, Lage und Herzschlag

Die Anzahl der Kinder sollte in der Mitte der Schwangerschaft bereits geklärt sein – obwohl, es kann Ausnahmen geben, wie z. B. der konkrete Fall einer eher kräftigen Schwangeren mit hohem Body-Mass-Index mit angeblichen Zwillingen, bei der von der Ultraschall-Spezialistin unverhofft in der 16. SSW ein quietschfideles drittes Kind entdeckt wurde. Klingt eher unglaublich und banal, kann aber ohne weiteres passieren. Die Eltern nahmen es nach dem ersten Schock mit viel Humor. Der Frauenärztin, die gleich nach der Untersuchung informiert wurde, um nicht auf dem falschen Fuß erwischt zu werden, wenn die Eltern sich melden, war das unendlich peinlich, aber auch ihr blieb nach einigen Beruhigungsversuchen nur (Galgen-)Humor.

Die Lage des Kindes ist zu diesem Zeitpunkt eigentlich immer nur eine Momentaufnahme. Die meisten Kinder turnen in der Mitte der Schwangerschaft schon derart in der Gebärmutter umher, dass die Lage des Kindes am Ende der Untersuchung schon wieder eine völlig andere sein kann als zu Beginn – auch wenn die werdende Mutter davon zunächst noch gar nichts oder wenig spürt. Es gibt sogar Kinder, die sich während der Geburt zwischen den Wehen in eine ganz andere Lage gedreht haben!

Ärztinnen unterscheiden zwischen Längs- und Querlagen. Bei der Querlage liegt das Kind mit seiner Körperhauptachse quer im Bauch der Mutter, also senkrecht zur Körperhauptachse der Mutter. Als Körperhauptachse wird grob die Richtung der Wirbelsäule bezeichnet. Das passt für das Kind, da es meist leicht eingerollt und nur selten gestreckt in der Gebärmutter liegt und Arme und Beine fast immer angewinkelt sind.

Bei der Längslage wird zwischen der Schädellage und der Beckenendlage unterschieden. Bei der Schädellage liegt das Köpfchen »unten« beim mütterlichen Becken und der Po des Kindes eher unter dem mütterlichen Zwerchfell. Bei der Beckenendlage ist es umgekehrt, das kindliche Becken liegt aus der Sicht der Mutter unten und das Köpfchen unterhalb ihres Zwerchfells. Aber, wie gesagt, dass kann sich mit der nächsten kindlichen Turnstunde schon wieder ändern. Die Schädellage wird übrigens in den Befunden mit SL, die Beckenendlage mit BEL und die Querlage mit QL abgekürzt. Im 2. Trimester hat die Lage des Kindes allerdings praktisch nie eine medizinische Relevanz!

Lage des Kindes

1. oder 2. Lage?

Die nächste Beschreibung ist die Position des kindlichen Rückens. Zeigt der Rücken bei einer Schädellage eher – von der Mutter aus gesehen – nach links, spricht man von einer 1. Schädellage, zeigt er nach rechts, von einer 2. Schädellage. Der Rücken des Kindes kann in der Gebärmutter naturgemäß auch eher nach hinten oder nach vorne gedreht sein. Dann spricht man von einer dorsoanterioren bzw. dorsoposterioren Lage; dabei steht »dorso« für Rücken, »anterior« für vorne und »posterior« für hinten. Bei einer dorsoanterioren Lage zeigt das Gesicht des Kindes in Richtung der Wirbelsäule der Mutter. Die dorsoanteriore Lage ist für Ultraschall-Untersucherinnen unangenehm, da das Kind mit dem Rücken zum Schallkopf gedreht liegt und dadurch die Sicht auf die Bauchorgane oder das Gesicht eingeschränkt sein kann.

> Die Lage des Kindes hat im 2. Trimester meist noch keine medizinische Relevanz, da das Kind diese noch oft und leicht ändern kann!

Ein Kind in Querlage ist meist unangenehmer per Ultraschall zu beurteilen, die »unbeliebteste« Lage des Kindes für die Untersucherinnen ist die Querlage mit dem Rücken nach vorne (dorsoanterior) – doch das ist den Kindern meist recht egal, und nur wenige drehen sich während der Untersuchung.

Herzschlag

Der Herzschlag des Kindes kann dargestellt werden durch die Bewegungen des Herzens auf dem Monitor oder durch einen Doppler-Ultraschall, bei dem auch die Herztöne hörbar gemacht werden. Die Herzfrequenz des Kindes zu diesem Zeitpunkt liegt ungefähr zwischen 140 und 160 Schlägen pro Minute. Es gibt aber auch Phasen im 2. Trimester, in denen das kindliche Herz für einige Sekunden sehr langsam schlägt. Das hängt mit der normalen Entwicklung des kindlichen Herzens und seinem eigenen Rhythmussystem, dem Herzreizleitungssystem, zusammen und ist nicht ungewöhnlich und schon gar nicht gefährlich. Es wirkt allerdings ziemlich bedrohlich, wenn das Herz plötzlich sehr langsam schlägt! Dann ist es ratsam, den Schallkopf wegzuschwenken in der Hoffnung, dass die Eltern es noch nicht bemerkt haben und deshalb beunruhigt sind. Während etwas anderes beim Kind untersucht wird, normalisiert sich die Herzfrequenz recht schnell wieder, und das Herz und seine Bewegungen können wieder auf dem Monitor gezeigt werden.

■ ■ Mutterkuchen (Plazenta)

Placenta praevia

Als Nächstes wird die Lage des Mutterkuchens, der Plazenta, dokumentiert. Das Kind liegt in der Gebärmutterhöhle wie in einem Zimmer, das mit (Frucht-)Wasser gefüllt ist. Irgendwo in diesem Raum ist der Mutterkuchen wie eine dicke Tapete eng an die Wand geklebt und versorgt das Kind. Wo im Raum das genau ist, ist relativ unerheblich. Der einzige Ort in diesem Zimmer, an dem diese Tapete, also der Mutterkuchen, nicht sein sollte, befindet sich vor der

Ausgangstür. In der Gebärmutter ist das die Position vor dem inneren Muttermund, an dem der Gebärmutterhals beginnt; der äußere Muttermund befindet sich am anderen Ende des Gebärmutterhalses im hinteren Bereich der Scheide. Im diesem ungünstigen Fall spricht man von einer sog. Placenta praevia, also einem Mutterkuchen, der »vor dem Weg (hinaus)« liegt. Wird eine Placenta praevia bis zum Beginn der Geburt nicht entdeckt, könnte, wenn das Kind während der Wehen durch diesen Mutterkuchen gepresst werden soll, dieser einreißen, und für Mutter und Kind gefährliche Blutungen wären die Folge.

> Ein im 2. Trimester am Rand oder in der Nähe des inneren Muttermundes liegender Mutterkuchen ist noch kein Grund zur Sorge, da er sich durch das Wachstum der Gebärmutter meist noch nach oben verschiebt. Deshalb sollte die endgültige Diagnose einer Placenta praevia nicht vor dem 3. Trimester gestellt werden.

Eine Placenta praevia kommt in der Mitte der Schwangerschaft in 6%, zum Zeitpunkt der Geburt nur noch in ca. 0,5% der Fälle vor. Sie wäre dann einer der wenigen absoluten Gründe für einen geplanten Kaiserschnitt.

Meist liegt die Plazenta an der Vorder- oder der Hinterwand der Gebärmutter, immer aus der Sicht des Schallkopfes, also aus der Sicht der Mutter von vorne, von ihrem Bauch aus gesehen (◻ Abb. 15.1). Der Mutterkuchen kann auch an einer der Seitenwände oder am oberen Ende oder »Dach« der Gebärmutter, also nahe dem mütterlichen Zwerchfell, anhaften. Wenn die Plazenta in der Gebärmutter oben liegt, also an der Wand, die am weitesten weg ist vom Gebärmutterhals und der Scheide, wird das als Fundus-Plazenta bezeichnet. Das ist ein bisschen eigenartig, da »fundus« aus dem Lateinischen kommt und eigentlich Boden oder Grund bedeutet, obwohl hier das »Dach« der Gebärmutter gemeint ist. Aber egal, warum das so heißt: Die Plazenta darf eigentlich überall sein, nur nicht »vor dem Ausgang« liegen.

Normale Lage der Plazenta

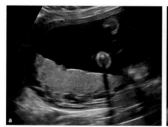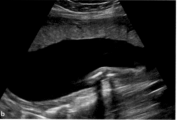

◻ **Abb. 15.1**   **a** Hinterwandplazenta als graue, körnige Struktur unteren Bildteil, **b** Vorderwandplazenta ebenso dargestellt im oberen Bildteil. Fruchtwasser schwarz

Im Ultraschall ist die Plazenta meist sehr leicht zu identifizieren. An der Gebärmutterwand findet sich ein gleichmäßig graues Areal, das sich an der Anhaftungsstelle zur Gebärmutter durch eine dunkle Begrenzungslinie, das blutreiche sog. Plazentabett, abgrenzt. Die Muskulatur der Gebärmutter ist heller als die Plazenta. Zum Kind hin ist das ebenfalls auf dem Monitor schwarz aussehende Fruchtwasser zu sehen (◻ Abb. 15.1).

Die Dicke der Plazenta in Millimetern entspricht in etwa der jeweiligen Schwangerschaftswoche. Um die 22. SSW ist sie ca. 12 cm lang, 22 mm dick und 250 g schwer.

Gegen Ende der Schwangerschaft finden sich in der Plazenta zunehmend Verkalkungen, die aber normal sind. Mehr davon im 3. Trimester (▶ Kap. 17).

Kindesbewegungen   Es heißt, Schwangere würden ihr Kind bei Vorderwandplazenten später spüren. Nicht jede Frauenärztin ist überzeugt davon, denn ein herzhafter Tritt des Kindes gegen die Blase, Niere oder Leber der Mutter ist wohl unabhängig von der Lage des Mutterkuchens recht gut zu spüren! Vielmehr ist das erste Fühlen der Kindsbewegungen so individuell, dass es bis zur 26. SSW, manchmal auch länger, dauern kann, bis die Mutter das Kind deutlich spürt. Die Vorderwandplazenta hat damit vermutlich nicht viel zu tun, sie muss aber ggf. als Beruhigung für die Eltern herhalten.

■ ■ **Fruchtwassermenge**

Im Basis-Ultraschall wird auch die Fruchtwassermenge geschätzt. Es könnte sein, dass für die betreffende Schwangerschaftswoche zu viel Fruchtwasser (Polyhydramnion), zu wenig (Oligohydramnion) oder gar kein Fruchtwasser (Anhydramnion) festgestellt wird. In den allermeisten Fällen wird die Fruchtwassermenge aber normal sein. Mehr zum Fruchtwasser in ▶ Kap. 17 über das 3. Trimester. Beim Basis-Ultraschall wird die Fruchtwassermenge selten vermessen, viele Studien zeigen aber, dass der subjektive Eindruck einer erfahrenen Untersucherin von den später gemessenen objektiven Werten meist bestätigt wird. Es kann also auch hier einmal mehr der Frauenärztin vertraut werden!

■ ■ **Biometrie**

Im Rahmen des Basis-Ultraschalls sind Messungen im Bereich des Kopfes, des Bauchraums und des Oberschenkels vorgesehen. Dafür sind genau definierte Messebenen vorgegeben. Mit diesen Werten lässt sich schon ein guter Eindruck über das Wachstum des Kindes erzielen.

Beim Kopf misst die Frauenärztin den Durchmesser des Schädels von einer Schläfe zur anderen (BIP oder BPD) und von vorne nach hinten (FOD oder OFD). Aus beiden Werten errechnet der Computer den Kopfumfang (KU) (◻ Abb. 15.2).

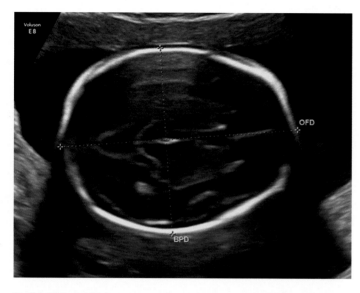

OFD

BPD

🔲 **Abb. 15.2**   Schädelmessung von einem Ohr zum anderen (*BPD*) und von vorne nach hinten (*OFD*)

Befindet sich das Kind in einer Beckenendlage, liegt es also mit dem Köpfchen nach oben, sind die Messwerte für den Schädel etwas anders. Das kindliche Köpfchen wirkt eher etwas schmaler und länger, d. h., der BPD ist etwas kleiner und der OFD etwas größer als erwartet. In beiden Fällen handelt es sich nur um wenige Millimeter, und man würde es mit bloßem Auge gar nicht sehen, sondern bemerkt es nur bei den Normwerttabellen, die immer von einer Schädellage ausgehen. Der Wert für den Kopfumfang ist in diesen Fällen wieder im Normbereich, da sich die beiden Werte ausgleichen. Es handelt sich um ein völlig normales Phänomen, und es besteht kein Grund zur Sorge, und wenn sich das Kind umdreht, sind die Werte wieder genauso, wie in den Tabellen erwartet.

Schädelmessung in Beckenendlage

■ ■ **Bauchraum**

Es geht weiter mit der Messung des Bauchraums: Die exakte Messebene verläuft oberhalb der Nieren und unterhalb des Zwerchfells – einfacher ausgedrückt: dort, wo der Magen des Kindes ist. Das Kind schluckt Fruchtwasser. Flüssigkeiten sehen im Ultraschall schwarz aus, also stellt sich der Magen im Ultraschallbild als schwarzes Areal im linken Oberbauch des Kindes dar. Selten ist der Magen nicht gleich zu erkennen, z. B. wenn das Kind gerade kein Fruchtwasser geschluckt hat oder das Fruchtwasser bereits weiter in Richtung Dünndarm unterwegs ist. In diesem Fall wartet man ein bisschen, und nach wenigen Minuten ist die beginnende Füllung des Magens oft schon wieder zu sehen, der Magen wird wieder schwarz und damit sichtbar. Gemessen wird der kindliche Bauch quer (TAD) und von vorne nach hinten (APAD) (🔲 Abb. 15.3).

Bauchmessungen

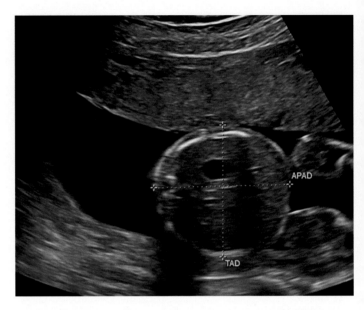

■ **Abb. 15.3**   Bauchmessung quer (*TAD*) und von vorne nach hinten (*APAD*), Magen (*schwarz*), die Vorderwandplazenta oberhalb des Bauches erkennbar

■ ■ Femurlänge

Oberschenkelmessung

Zum guten Schluss wird beim Kind der Oberschenkel (Femur) vermessen. Das Ergebnis wird als Femurlänge (FL) angezeigt.

Von der Länge des Oberschenkels kann – wieder – mit einer einfachen Faustregel auch auf die Länge des Kindes vom Scheitel bis zur Sohle geschlossen werden. Wird die Länge des Oberschenkels (■ Abb. 15.4) in Zentimetern × 7 gerechnet, trifft das relativ gut auf Gesamtlänge des Kindes!

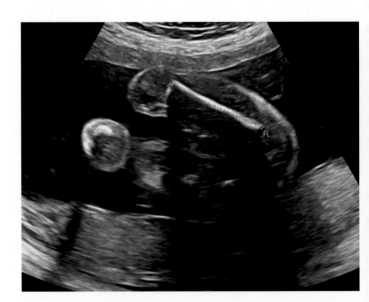

■ **Abb. 15.4**   Messung der Länge des Oberschenkels (*FL*) bei Hinterwandplazenta

> **Faustregel**
> Die Oberschenkellänge in Zentimetern × 7 entspricht etwa der
> Gesamtlänge des Kindes.

Damit wäre die »Vermessung des Kindes« im Basis-Ultraschall beendet.
Während dieser Messung wird die Frauenärztin auch immer auf die
Kindesbewegungen achten, die Beurteilung erfolgt sozusagen nebenbei.

■ ■ Gebärmutterhalslänge

Die Gebärmutterhalslänge sorgt bei werdenden Müttern immer
wieder für Unsicherheiten, Verwirrung und Sorgen. Der Gebärmutterhals (Zervix oder auch Cervix) ist der untere Teil der Gebärmutter, der diese mit der Scheide verbindet. Der sog. innere Muttermund
bildet den Übergang von der Gebärmutterhöhle zum Gebärmutterhals,
der äußere Muttermund stellt das »Ende« der Gebärmutter bzw. des
Gebärmutterhalses dar und liegt im hinteren Anteil der Scheide. In der
Schwangerschaft »hält« der geschlossene Gebärmutterhals das Kind in
der Gebärmutter, vor der Geburt verkürzt sich der Gebärmutterhals,
und der Muttermund öffnet sich.

Die Länge des Gebärmutterhalses kann sowohl durch die Scheide
(◘ Abb. 15.5) als auch über den Bauch (◘ Abb. 15.6) gemessen werden.
Dabei ist die Messung durch die Scheide die etwas genauere, da der
Schallkopf direkt am Gebärmutterhals anliegt. Auch für diese Messung
gibt es genaue Richtlinien.

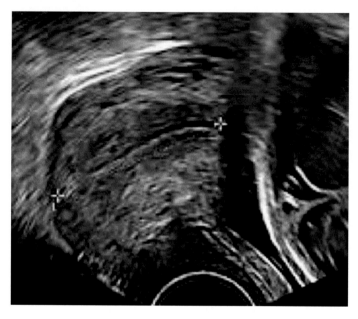

◘ **Abb. 15.5** Gebärmutterhalsmessung durch die Scheide. An der *linken*
Markierung liegt der äußere, an der *rechten Markierung* der innere Muttermund,
rechts neben dem inneren Muttermund schließt sich zuerst ein Streifen
Fruchtwasser an, weiter rechts befindet sich das kindliche Köpfchen

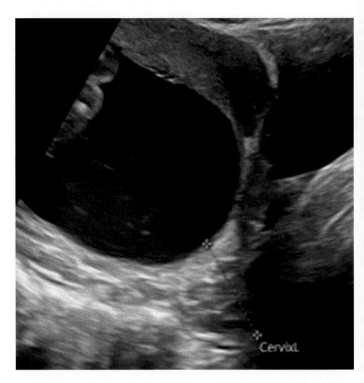

◨ **Abb. 15.6**   Gebärmutterhalsmessung (*CervixL*) über den Bauch. Das *schwarze Areal links* ist Fruchtwasser, darüber liegt die Vorderwandplazenta, das *schwarze Areal rechts* ist die gefüllte Harnblase der Mutter, die streifige Struktur direkt darunter die Scheide

Länge des Gebärmutterhalses

Die Länge des Gebärmutterhalses sollte mehr als 25 mm betragen. Allerdings kann die Länge relativ schnell variieren, da es sich ja um dynamisches Bindegewebe handelt. Wenn die Schwangere viel arbeitet, kann sich der Gebärmutterhals verkürzen, wenn sie sich danach etwas schont, wird er sich rasch wieder verlängern. Daher kann die Längenmessung in relativ kurzer Zeit sehr unterschiedlich ausfallen, ohne dass die Untersucherinnen deshalb falsch oder nachlässig gemessen hätten! Längen über 30 mm sind in den allermeisten Fällen völlig unbedenklich.

❯ Mit diesen wenigen Messungen bekommt die Frauenärztin schon beim Basis-Ultraschall einen recht guten Eindruck darüber, wie es dem Kind geht. Die genauere Untersuchung des Kindes wäre dann das Organscreening (▶ Kap. 16).

Organscreening (18.–24. Schwangerschaftswoche)

© Springer-Verlag GmbH Deutschland 2017
M. Burger, *Unser Baby im Ultraschall*,
DOI 10.1007/978-3-662-53458-8_16

Organscreening

Das detaillierte und spezialisierte Screening im 2. Trimester wird Organscreening genannt und soll zwischen der 18. und 24. SSW stattfinden, wobei sich im Normalfall die 20.–22. SSW als ideal herauskristallisiert hat.

Der Begriff Organscreening hat sich in den deutschsprachigen Ländern durchgesetzt, manchmal wird die Untersuchung auch als Feindiagnostik-Ultraschall bezeichnet. Daneben sind in diversen Institutionen mehrere und mitunter irreführende Bezeichnungen in Umlauf, die immer wieder zu Verwirrungen führen können – auch deshalb, weil sie mit der definierten Untersuchung »Organscreening« manchmal nur begrenzt etwas zu tun haben.

> ❯ Wichtig ist, dass die detaillierte Untersuchung der Organe des Kindes im 2. Trimester nach den allgemein gültigen Standards und Richtlinien der internationalen Ultraschallgesellschaft ISOUG durchgeführt wird.

Auf den Webseiten der jeweiligen deutschsprachigen Länderorganisationen DEGUM, ÖGUM oder SGUM finden sich Listen der Untersucherinnen, die die verbindliche Zertifizierung der Stufe II oder III erlangt haben. Bei diesen Untersucherinnen und deren Institutionen ist gewährleistet, dass die gültigen und verbindlichen Standards angewandt werden. Die Frauenärztin wird die Schwangere auch in dieser Frage gerne unterstützen und gut beraten.

> ❯ Am Anfang jeder spezialisierten Untersuchung steht grundsätzlich ein ausführliches Gespräch mit nochmaliger Information, wozu diese Untersuchung dient, was damit entdeckt werden könnte, was ggf. die weiteren Möglichkeiten wären und welche Situationen oder Erkrankungen im Ultraschall nicht erkennbar sind.

Das Organscreening baut auf den Basis-Ultraschall im 2. Trimester auf, und selbstverständlich wird alles, was beim Basis-Ultraschall aufgezählt wurde (▶ Kap. 15), auch beim Organscreening kontrolliert!

■ **Kopf und Gehirn im Organscreening**

Das Organscreening beginnt, je nach Lage des Kindes, meist in der Schädelregion:

Schädelform

Zuerst wird die Form des Schädels beurteilt. Diese ist meist ellipsenförmig und regelmäßig. Manchmal gibt es auch Auffälligkeiten in den Kopfformen, sie werden – warum auch immer, anscheinend ernähren sich Pränataldiagnostikerinnen besonders gesund – mit Früchten bezeichnet. Wenn ein Schädel in seiner Form einer Erdbeere (*strawberry sign*) oder Zitrone (*lemon sign*) entspricht, könnte das ein Hinweis auf Auffälligkeiten der Erbanlagen oder bei den Organen des Kindes sein.

16

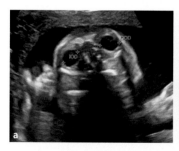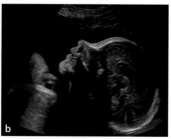

▣ **Abb. 16.1**   **a** Messung von innerer (*IOD*) und äußerer (*OOD*) Distanz der Augenhöhlen, **b** Profil mit Nasenbein

Sollten tatsächlich solche Hinweiszeichen entdeckt werden, wird besonders genau nach weiteren gesucht. Oft ist ein Hinweiszeichen allein harmlos und kaum ein Grund, weitere Untersuchungen durchzuführen. Weitere Untersuchungen können aber bei mehreren entdeckten kleinen Auffälligkeiten und Hinweiszeichen durchaus sinnvoll sein. Die Vermessung der Schädelknochen wird wie beim Basis-Ultraschall durchgeführt.

Zusätzlich werden, um die Symmetrie des Gesichts zu überprüfen, beim Schädel oft die Abstände der Augenhöhlen vermessen und nochmals das Profil mit dem Nasenbein dargestellt (▣ Abb. 16.1). Dabei entspricht der innere Augenabstand (*inner orbital diameter*, IOD) in etwa einem Drittel des äußeren Abstands (*outer orbital diameter*, OOD).

Im Gesicht muss noch auf die Kontur der Oberlippe geachtet werden, um eine eventuelle Lippenspalte ausschließen zu können (▣ Abb. 16.2). Der harte Gaumen ist diffiziler, der weiche noch etwas schwieriger darzustellen. Eine 3D-Aufnahme des Gesichts zeigt ▣ Abb. 16.3.

Gesicht

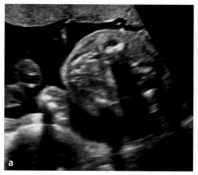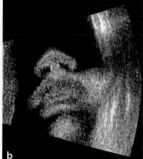

▣ **Abb. 16.2**   **a** Oberlippenkontur (*Markierungszeichen*) im Querschnitt, **b** Mund und Nase von vorn

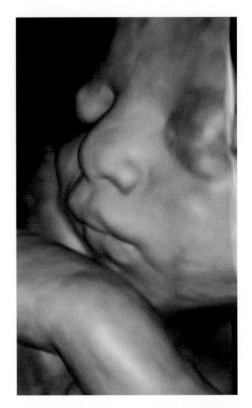

◻ **Abb. 16.3**   Gesicht in der 24. SSW in 3D. (Used with permission of GE Healthcare)

Im Gehirn werden vermessen: das Kleinhirn (Cerebellum, CD), die hintere Schädelgrube (Cisterna magna, CM) und die seitlichen Hirnkammern (Seitenventrikel) (◻ Abb. 16.4).

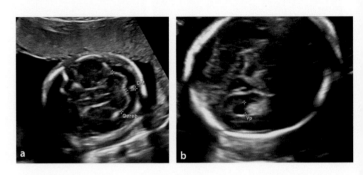

◻ **Abb. 16.4**   **a** Messung von Kleinhirn (*Cereb*) und hinterer Schädelgrube (*CM*), Querdarstellung, **b** Messung der Weite des hinteren Anteils der Hirnkammer (*Vp*), Querdarstellung

Bei der Kleinhirnmessung (■ Abb. 16.4a) ist auch deutlich die weiße Linie in der Mitte des Gehirns zu sehen, die die beiden Hirnhälften trennt. Die übrigen Strukturen sind Gehirnanteile. Das Kleinhirn soll immer die Form einer Sanduhr aufweisen. Wenn es nach hinten gedrängt wird, kann es gekrümmt wie eine Banane wirken, man nennt das dann– schon wieder eine Frucht – *banana sign*. Leider ist das oft ein Ausdruck von veränderten Druckverhältnissen im Gehirn und damit ein Warnzeichen, besonders auf Veränderungen im Gehirn- oder Rückenmarkbereich zu achten.

Altersbestimmung anhand der Größe des Kleinhirns   Das Kleinhirn hat noch eine andere praktische Eigenschaft: Das Alter eines Kindes sollte ja spätestens in der 14. SSW festgelegt und nicht mehr verändert werden. Wenn nun eine Frau erst später bemerkt, dass sie schwanger ist, kann man sich bezüglich des Alters des Kindes am Kleinhirn orientieren. Das Kleinhirn ist nämlich das einzige Organ, das weitgehend gleichmäßig und bei allen Kindern gleich schnell wächst. Praktischerweise entspricht der Durchmesser des Kleinhirns in Millimetern bis ungefähr zur 23. SSW ziemlich exakt dem jeweiligen Schwangerschaftsalter in Wochen. Nach diesem Zeitpunkt bleibt der Untersucherin für die Festlegung des Alters und damit des voraussichtlichen Geburtstermins nur »das möglichst genaue Schätzen«.

Die Hirnkammern und der Wirbelkanal mit dem Rückenmark sind Räume, die wie zusammenhängende, kommunizierende und flüssigkeitsgefüllte Gefäße funktionieren. Gibt es in diesem zusammenhängenden System irgendwo ein Problem, so wirkt sich das auch auf alle anderen Räume aus. Flüssigkeit im Ultraschall wird, das ist bereits bekannt, schwarz abgebildet. Die hintere Schädelgrube und die seitlichen Hirnkammern (Ventrikel) lassen sich in ihrer Weite also leicht vermessen (■ Abb. 16.4b). Bei beiden Strukturen soll der Raum nicht mehr als ungefähr 10 mm groß sein.

Am Übergang vom Kopf zum Brustkorb werden Nacken und Hals auf Auffälligkeiten, wie z. B. Zysten, untersucht.

Kleinhirn

Hirnkammern

■ **Brustkorb im Organscreening**

Die nächste »Etage«, die untersucht wird, ist der Brustkorb. Wie immer werden zuerst die Umrisse, also der knöcherne Anteil mit Wirbelsäule und die Rippen, beurteilt. Die Lunge sieht mit ihrer regelmäßigen grauen Schattierung recht unspektakulär aus, und solange es keine besonders hellen oder schwarzen Arale in diesem Bereich gibt, ist höchstwahrscheinlich alles in Ordnung. Im linken Teil des Brustkorbs liegt ein sich bewegendes Areal mit schwarzen Anteilen: das Herz.

■ ■ **Herz im Ultraschall**

Das Herz ist eine relativ komplizierte kombinierte Saug-Druck-Pumpe. Der Kreislauf des ungeborenen Kindes unterscheidet sich in einigen Punkten vom Kreislauf nach der Geburt. In der Gebärmutter müssen,

Herz-Ultraschall

vereinfacht gesagt, die Funktionen der Lunge – Versorgung mit Sauerstoff – und des Magens – Versorgung mit Nähstoffen – vom Mutterkuchen übernommen werden. Dieser bezieht über ein besonderes Membransystem den Sauerstoff und die Nährstoffe aus dem mütterlichen Kreislauf. Beim ungeborenen Kind wird daher ein Großteil des Blutes an Lunge und Leber vorbeigeleitet. Zur Umgehung der Lunge nimmt das Blut zwei »Abkürzungen«, eine davon im Herzen, wo es zwischen rechtem und linkem Vorhof eine Öffnung gibt. Die zweite Abkürzung verläuft knapp nach dem Herzen zwischen Lungenschlagader und Körperhauptschlagader. Beide verschließen sich kurz nach der Geburt.

Es geht beim Organscreening des Herzens darum, zu kontrollieren, ob alle Kammern, Anschlüsse der Gefäße und Blutstromrichtungen so ausgeprägt sind, dass die reguläre Funktion während und nach der Geburt gegeben ist. Da sich das Kind ja nicht ruhig verhält und das kindliche Herz zum Zeitpunkt des Organscreenings mit ca. 20 × 30 mm der Größe einer kleinen Walnuss entspricht, also ungefähr so groß ist wie das Daumenendglied eines Erwachsenen, kann das eine knifflige Angelegenheit sein.

> ❯ Eine genaue und von Expertinnen durchgeführte Untersuchung ist deshalb sinnvoll, weil nötigenfalls in spezialisierten Zentren bereits in der Gebärmutter für das Kind lebensrettende Operationen durchgeführt werden könnten. Das oft gehörte Argument, man könne ja ohnehin nichts machen, weshalb die Untersuchung keinen Sinn ergäbe, ist nicht sehr weitsichtig.

Auch wenn nicht direkt während der Schwangerschaft interveniert werden könnte, ist es doch möglich, die Geburt in einem Zentrum mit spezialisierten Kinderärzten und Kinderchirurgen zu planen, damit dem Kind der bestmögliche Start ins Leben mit optimaler medizinischer Versorgung ermöglicht wird. Wäre ein eventueller Herzfehler nicht vor der Geburt erkannt worden, könnte das in einem nicht entsprechend spezialisierten Krankenhaus zu großen Problemen für das Kind führen.

Zunächst wird die Lage des Herzens im Brustkorb betrachtet. Das Herz befindet sich im linken Teil des Brustkorbs und nimmt in dieser Einstellung nicht mehr als ein Drittel der Fläche ein. Würde der Umfang des Herzens gemessen, würde er knapp weniger als die Hälfte des Brustkorbumfangs in dieser Ebene betragen.

In dieser Einstellung wird auch auf die Herzachse in Bezug auf die Körperachse des Kindes geachtet. Wenn das Herz »verdreht« im Brustraum liegen würde, wäre das ein Hinweis darauf, dass mit den Anschlüssen der Gefäße etwas nicht so sein könnte, wie es im anatomischen Bauplan vorgesehen ist.

Diese Darstellung wird 4-Kammer-Blick (4 KB) genannt (■ Abb. 16.5). Die beiden großen Areale, die die Herzspitze bilden, sind die Herzkammern (Ventrikel). Diese sollten gleich groß sein, sich symmetrisch bewegen, und die Begrenzung zwischen den beiden Kammern, das sog. Ventrikelseptum, sollte keine Unterbrechung zeigen. Das Ventrikelseptum bildet auch die Linie der Herzachse und sollte in einem Winkel von ca. 45 Grad zur Achse des Brustkorbs, die von der Wirbelsäule hinten nach vorn zum Brustbein zieht, ausgerichtet sein. Die rechte Kammer ist der vorderen Brustwand zugewandt, die linke ist davon abgewandt. Die Herzspitze zeigt nach links. Die beiden etwas kleineren schwarzen – mit Flüssigkeit, nämlich Blut, gefüllten – Areale sind die Vorhöfe. Dazwischen befinden sich die fast auf gleicher Ebene zwischen Kammern und Vorhöfen gelegenen Herzklappen; auch deren symmetrische und rhythmische Bewegung wird kontrolliert.

Herz: 4-Kammer-Blick

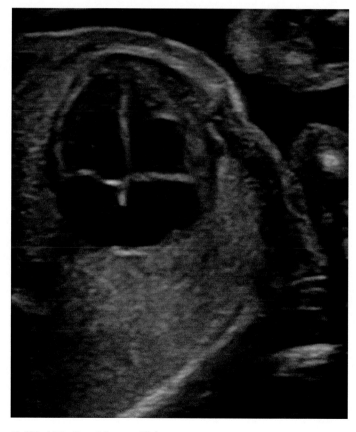

■ **Abb. 16.5**   Herz: 4-Kammer-Blick

Die spezialisierte Untersucherin wird beim 4-Kammer-Blick noch auf viele weitere Details achten, trotzdem sind nur ca. 40% der angeborenen Herzfehler damit allein erkennbar. Es ist also notwendig, auch die Gefäße, die zum Herzen hin- und vom Herzen wegführen, zu überprüfen. Es wird darauf geachtet, ob die Gefäßanschlüsse an der richtigen Stelle des Herzens liegen, ob der Durchmesser dieser Gefäße in Ordnung ist und ob Richtung und Geschwindigkeit des Blutflusses regelrecht sind.

Die wichtigsten Gefäßverbindungen vom und zum Herzen
- **Venen**: führen zum Herzen
    - Obere und untere Hohlvene in den rechten Vorhof
    - Lungenvenen in den linken Vorhof
- **Arterien**: ziehen vom Herzen weg
    - Körperhauptschlagader (Aorta) aus der linken Herzkammer
    - Lungenschlagader aus der rechten Herzkammer

Umgehung der Lunge   Ein Teil des Blutes nimmt über Umleitungen um die Lunge sowohl den Weg innerhalb des Herzens von einem Vorhof direkt zum anderen als auch eine kleine Abkürzung direkt von der Lungenschlagader zur Körperhauptschlagader. Diese Abkürzung nennt sich Ductus arteriosus Botalli. Die Bedeutung dieses Gefäßes hatte eigentlich ein Arzt und Anatom namens Harvey im 17. Jahrhundert entdeckt, es wurde aber in einem Buch von Botallo, einem italienischen Anatom, beschrieben, und bei der späteren Namensgebung wurde Harvey offenbar vergessen.

Umleitungen und Abkürzungen

Umgehung der Leber   Ein weiterer Umgehungskreislauf in der Nähe des Herzens ist der Ductus venosus (genauer: Ductus venosus Arantii). Diese »Umfahrung« leitet das meiste Blut, das von der Nabelschnur kommt, an der Leber des Kindes vorbei und mündet knapp vor dem Herzen in die untere Hohlvene. Dieses nur beim ungeborenen Kind vorkommende Gefäß wurde von Aranzi, der ebenfalls ein italienischer Anatom war, im 16. Jahrhundert entdeckt. Ihm erging es nicht viel besser als Dr. Harvey, denn sein Namenszusatz wird beim Ductus venosus häufig nicht mitgenannt. »Ehre wem Ehre gebührt« scheint nicht immer ein Leitsatz in der Medizin zu sein – so viel zum kurzen Ausflug in die Welt der medizinischen Anekdoten.

Zurück zum Organscreening: Bei den abgehenden Gefäßen wird zunächst überprüft, ob die Körperhautschlagader wirklich aus der linken Herzkammer entspringt. Wird das mithilfe des Farbdopplers erledigt, kann gleichzeitig die Fließrichtung des Blutes kontrolliert werden (■ Abb. 16.6).

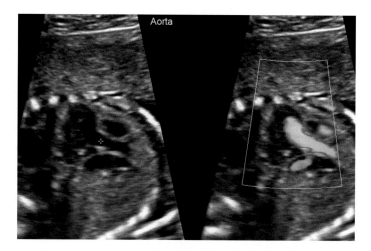

■ Abb. 16.6   Im Ultraschall (*rechts*) ist im Bereich des *Markierungszeichens* der Abgang der Körperhauptschlagader (*Aorta*) aus der linken Herzkammer erkennbar, im Farbdoppler (*links*) ist der Blutfluss *blau* eingefärbt und zieht nach unten, also vom Herzen weg

Im Doppler-Modus wird auch die Blutflussgeschwindigkeit am Abgang der Aorta gemessen (■ Abb. 16.7).

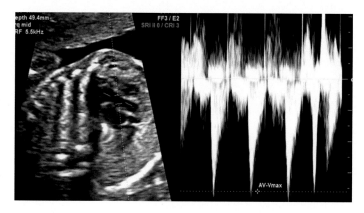

■ Abb. 16.7   Abgang der Körperhauptschlagader aus der linken Herzkammer (*kurze durchgehende Linie*) mit Messung der Blutflussgeschwindigkeit. *AV-Vmax* Höchstgeschwindigkeit in diesem Bereich

Die Blutflussgeschwindigkeit gibt Hinweise auf in dem gemessenen Abschnitt möglicherweise bestehende Gefäßverengungen. In einem solchen Fall wäre die Geschwindigkeit erhöht. Das Prinzip dahinter entspricht dem beim Gartenschlauch: Wird die vordere Öffnung mit den Daumen halb verschlossen, wird – bei gleichbleibender Menge des hindurchfließenden Wassers – der Strahl wegen der Verengung eine höhere Geschwindigkeit erreichen, und es kann mit größerer Reichweite gespritzt werden.

In gleicher Weise wird beim Abgang der Lungenschlagader vorgegangen: Zunächst erfolgt die Kontrolle des korrekten Austritts aus der rechten Herzkammer, dann schließen sich die Messung der Gefäßweite und die Bestimmung der Geschwindigkeit des Blutdurchflusses an.

3-Gefäß-Blick

Die letzte Kontrolle bei den Herzgefäßen ist der sog. 3-Gefäß-Blick (3 GB), in Deutschland manchmal auch als 3-Gefäß-Trachea-Thymus-Blick bezeichnet (■ Abb. 16.8). Der 3 GB erfolgt knapp über dem Herzen in Richtung des kindlichen Halses. Die 3 Gefäße sind die Körperhauptschlagader (Aorta), der Ductus arteriosus Botalli und die obere Hohlvene, die nur im Querschnitt als kleiner schwarzer Kreis sichtbar ist. In dieser Darstellung zeigen sich noch ein weiterer schwarzer Kreis, die Luftröhre (Trachea), und ein graues Areal hinter dem Brustbein, der Thymus (daher der längere Ausdruck 3-Gefäß-Trachea-Thymus-Blick). Der Thymus gehört zum lymphatischen System, also zum Immunsystem, und bildet sich später in der Kindheit bis zur Pubertät wieder zurück.

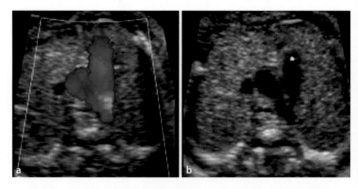

■ **Abb. 16.8 a, b**   3-Gefäß-Trachea-Thymus-Blick mit und ohne Farbe. In **b** ist mit der Markierung (*weißer Stern*) der Ductus arteriosus Botalli gekennzeichnet, der mit der links daneben liegenden Aorta als V mit gleicher Flussrichtung (*blau* in **a**) zusammenläuft. Links neben der Aorta befinden sich ein größerer schwarzer Kreis, die obere Hohlvene, und darunter ein kleineres schwarzes Areal, die Luftröhre

Die Aorta und der Ductus arteriosus Botalli sollen als »V« zusammenkommen und die gleiche Fließrichtung haben.

Die Untersucherin wird noch einige spezielle Bilddarstellungen kontrollieren, doch mit den beschriebenen unterschiedlichen Schnittebenen beim Herzen können die allermeisten schweren Herzfehlbildungen erkannt bzw. ausgeschlossen werden.

16

■■ Zwerchfell

Als weitere Kontrolle wird noch das Zwerchfell als Grenze zwischen Brust- und Bauchraum dargestellt (■ Abb. 16.9). Diese Einstellung ist wichtig, um einen Zwerchfellbruch, also eine Lücke oder Schwäche im aus Muskulatur bestehenden Zwerchfell, zu erkennen. In einem solchen Fall könnten einzelne Organe des Bauchraums in den Brustraum gelangen, das Raumangebot im Brustkorb würde sehr verringert und insbesondere die Lunge hätte keinen Platz, sich zu entwickeln und auszubreiten.

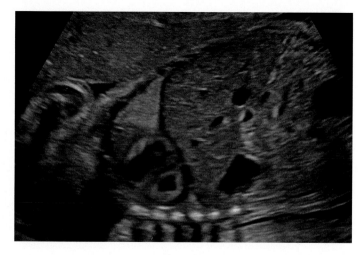

■ **Abb. 16.9** Darstellung des Zwerchfells als schwarze Linie, die im Bild von oben nach unten zieht. Links des Zwerchfells liegen die beiden Herzkammern, rechts der Magen, der als *schwarzes Areal* erscheint, und darunter quer getroffen die Rippen, die als *helle kurze Striche* sichtbar sind

■ Der Bauchraum im Organscreening

Im Bauchraum wird v. a. auf die Position und die Füllung des Magens und auf das Harnsystem geachtet. Im Magen findet sich das vom Kind geschluckte Fruchtwasser, in den Nieren, genauer im Nierenbecken, schon etwas Harn, der dann von beiden Nieren über den Harnleiter in die Harnblase abgeleitet und dort gesammelt wird.

❯ Überall wo Flüssigkeit ist, sieht es auf dem Ultraschallbild schwarz aus!

Magen

▪▪ Magen

Der Magen ist fast immer mit Fruchtwasser gefüllt und liegt im linken Oberbauch, auf derselben Seite wie im Brustraum das Herz. Die Füllung mit Fruchtwasser beweist, dass das Kind schlucken kann. Der Magen wird meist in einer Querschnittebene dargestellt (◪ Abb. 16.10), ähnlich der Ebene, in der auch der Bauch des Kindes vermessen wird (▶ Kap. 15).

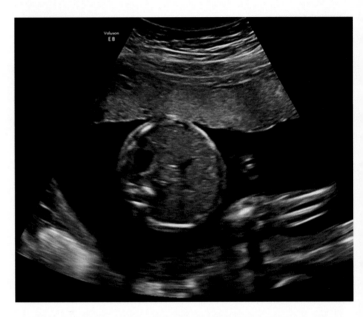

◪ **Abb. 16.10**   Querdarstellung des gefüllten Magens (*schwarz*) links oberhalb der Wirbelsäule, oben zeigt sich eine Vorderwandplazenta

Sollte der Magen einmal nicht gefüllt sein, kann inzwischen, wie schon ▶ Kap. 15 zum Basis-Ultraschall besprochen, eine andere Region betrachtet werden. Nach kurzer Zeit wird er sich, wenn das Kind erneut Fruchtwasser geschluckt hat, wieder schwarz darstellen.

Auch weiter im Bauchraum sind immer wieder kleinere schwarze Areale zu sehen, bei denen es sich entweder um Blutgefäße im Bauchraum oder um mit Fruchtwasser gefüllte Darmschlingen handelt. Mit dem Doppler-Ultraschall sind die beiden Strukturen leicht auseinanderzuhalten.

Nieren

▪▪ Nieren und Harnblase

Die nächsten Organe, die es zu kontrollieren gilt, sind die Nieren. Sie produzieren schon in der Gebärmutter Harn, und deshalb sind die Nierenbecken als schmale schwarze (flüssigkeitsgefüllte) Areale sichtbar (◪ Abb. 16.11). Die Breite des Nierenbeckens sollte nicht mehr als 10 mm betragen. Es kann, häufiger bei Jungen, vorkommen, dass das Nierenbecken etwas gestaut und deshalb erweitert ist. Manchmal gibt sich das entweder bis zur nächsten Untersuchung oder in vielen Fällen nach der Geburt.

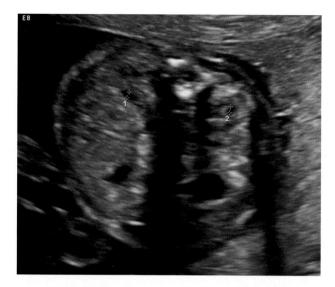

🔲 **Abb. 16.11** Im Querschnitt erscheinen links und rechts der Wirbelsäue die schmalen Nierenbecken (*1* und *2*)

In einer Längsdarstellung des Kindes lassen sich mithilfe des Farbdoppler-Ultraschalls die Gefäße zu und von den Nieren gut darstellen (🔲 Abb. 16.12). Dort, wo Gefäße hinziehen, sind auch Organe, die eben von diesen Gefäßen versorgt werden.

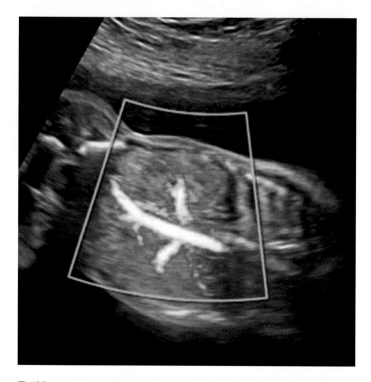

🔲 **Abb. 16.12** Längsdarstellung des Kindes mit der Körperhauptschlagader in der *Mitte*, von der die beiden die Nierengefäße nach oben und unten abgehen

Von den Nieren geht es direkt weiter zur Harnblase. Diese erscheint ebenfalls als schwarzes – weil mit Harn gefülltes – Areal im Unterbauch des Kindes. Der innere Anteil der beiden Arterien, die zur Nabelschnur führen, zieht links bzw. rechts an der Harnblase vorbei. Mithilfe des Farbdopplers ist diese daher leicht zu identifizieren (◻ Abb. 16.13). Die Harnblase kann stark oder nur leicht gefüllt sein, je nachdem ob das Kind gerade uriniert hat oder nicht. Der Harn ist steril, also schadet es nicht, wenn der kindliche Harn im Fruchtwasser landet! Die Harnblase ist fast immer darstellbar, falls ausnahmsweise nicht, hilft ein bisschen Warten, bis die Nieren über den Harnleiter wieder Harn in die Harnblase transportiert haben – ein ähnliches Prinzip wie vorher beim Magen beschrieben.

Harnblase

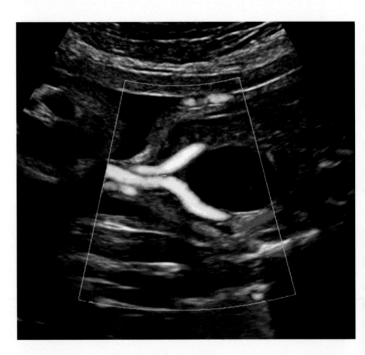

◻ **Abb. 16.13** Darstellung der gefüllten Harnblase (*schwarz*), darüber (*blau*) und darunter (*rot*) ziehen die Arterien der Nabelschnur vorbei und laufen links zum Ansatz der Nabelschnur zusammen

16

Wirbelsäule

■ **Wirbelsäule**

Zum Ende der Untersuchung von Brust- und Bauchraum werden die vordere Bauchwand und die hintere Rückenkontur des Kindes überprüft. Mit der Kontrolle des Rückens und der Wirbelsäule wird versucht, einen »offenen Rücken« des Kindes auszuschließen (◻ Abb. 16.14). Da das Rückenmark mit dem Gehirn über Hohlraumsysteme, die mit Gehirn-Rückenmarks-Flüssigkeit (»Hirnwasser«) gefüllt sind, verbunden ist, könnten schon Auffälligkeiten beim Kleinhirn, in der hinteren Schädelgrube und den Hirnkammern (s. oben) Hinweise auf Probleme im Bereich des Rückens geben. Sieht die Rückenkontur unauffällig aus, sind die erwähnten Hirnanteile normal entwickelt, und finden sich keine Besonderheiten bei der Stellung der Füße, kann ein offener Rücken des Kindes weitgehend ausgeschlossen werden.

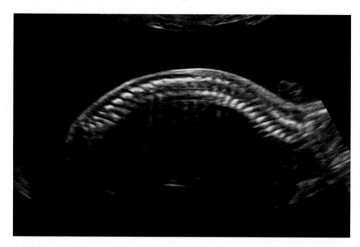

◨ **Abb. 16.14**   Längsdarstellung der Wirbelsäule

▪ **Vordere Bauchwand und Nabelschnur**

Auch die vordere Bauchwand wird untersucht, um festzustellen, ob sie normal verschlossen ist (◨ Abb. 16.15). Eine häufig vorkommende Lücke befindet sich im Bereich der Einmündung der Nabelschnur in den Körper des Kindes, in etwa entsprechend einem Nabelbruch beim Erwachsenen. Man untersucht also in der Längsachse des Kindes ebenso wie in der Querachse auf Höhe des Nabelschnuransatzes.

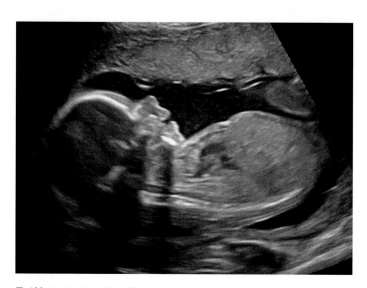

◨ **Abb. 16.15**   Längsdarstellung der vorderen Bauchwand

Nabelschnur

Die Nabelschnur stellt sich im Ultraschall, besonders wenn sie im Querdurchmesser getroffen wird, wie Bläschen im Fruchtwasser dar. In ◨ Abb. 16.16 ist das dort gut zu sehen, wo die Nabelschnur aus der Untersuchungsebene hinauszieht und es so aussieht, als würde sie im Nichts enden.

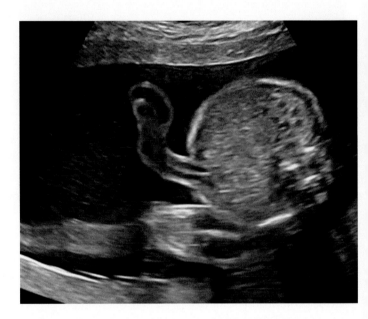

◨ **Abb. 16.16**   Einmündung der Nabelschnur in der Querdarstellung

Die Nabelschnur besteht im Normalfall aus drei Gefäßen: zwei Arterien und einer Vene (◨ Abb. 16.17). In seltenen Fällen kann die Nabelschnur auch nur zwei Gefäße haben, nämlich diese eine Vene und nur eine Arterie. Das wird dann *single umbilical artery* (SUA) genannt. Falls sonst keine Auffälligkeiten beim Organscreening erkennbar sind, ist eine SUA meist ein harmloser Befund. Die Kinder werden in diesem Fall in etwas kürzeren Intervallen kontrolliert, um sicherzugehen, dass sie gut versorgt sind. Hierbei wird v. a. die Durchblutung und das Wachstum des Kindes vermessen. Mehr von diesen Kontrollen folgen im 3. Trimester (▶ Kap. 17).

16

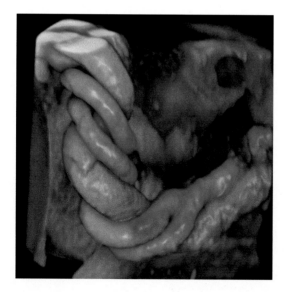

◻ **Abb. 16.17**   Nabelschnur in 3D und Farbe. (Used with permission of GE Healthcare)

Bei der Nabelschnur wird im Normallfall nicht kontrolliert, ob sich das Kind in irgendeiner Weise darin eingewickelt hat. Danach fragen Schwangere oft. Ein Viertel bis ein Drittel der Kinder kommt mit einer Nabelschnurumschlingung an irgendeiner Stelle des Körpers auf die Welt. Die Natur hat das so gut geregelt, dass die allermeisten Fälle unauffällig verlaufen und erst nach der Geburt offenbar werden. Falls sich Probleme ankündigen, ist das meist während der Geburt durch die Überwachung der kindlichen Herztöne gut zu erkennen, und man kann ohne Gefährdung des Kindes reagieren.

Nabelschnurumschlingung

❯ Da sich zum Zeitpunkt des Organscreenings ohnehin nichts ändern ließe und die allermeisten Fälle harmlos und ohne Konsequenzen sind, ergibt es keinen Sinn, einer Mutter zu sagen, ihr Kind hätte eine Nabelschnurumschlingung um den Hals oder ein anderes Körperteil. Die besorgte Mutter könnte sonst für den Rest der Schwangerschaft nicht mehr ruhig schlafen, auch wenn sich das Kind bei der nächsten Turnübung schon wieder »ausgewickelt« hätte.

■   **Geschlechtsbestimmung**

Für sehr neugierige Eltern kann jetzt auch versucht werden, das Geschlecht des Kindes zu herauszufinden – immer vorausgesetzt, das Kind ist einverstanden und präsentiert sich entsprechend. Ein Junge ist anhand von Hoden und Penis recht leicht zu identifizieren (■ Abb. 16.18a). Mädchen sind etwas kapriziöser, denn die Schamlippen lassen sich zwischen den Beinen naturgemäß nicht so deutlich darstellen (■ Abb. 16.18b).

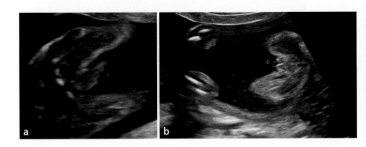

■ **Abb. 16.18   a** Junge, **b** Mädchen

■   **Arme und Beine**

Nun sind bei der Untersuchung noch Arme und Beine (zusammen werden sie Extremitäten genannt) an der Reihe. Eigentlich ist das eine Domäne des Ersttrimester-Screenings, da zu diesem Zeitpunkt Arme und Beine noch einfacher darstellbar sind (▶ Kap. 14). Im 2. Trimester ist in der Gebärmutter schon viel weniger Platz, sie enthält also in Bezug auf Fruchthöhle und Fruchtwasser »relativ viel mehr Kind«. Es ist auch häufig der Fall, dass das Kind einen Arm unter seinem Körper »versteckt«, so als würde ein Erwachsener in Seitenlage einen Arm unter seinen Körper oder Kopf legen.

Beine

Trotzdem sollten v. a. die Beine noch einmal untersucht werden. Der Oberschenkelknochen wird normal wie beim Basis-Ultraschall vermessen (▶ Kap. 14). Danach werden die beiden Knochen Scheinbein und Wadenbein gesucht. Beide sind gleich lang, und der Übergang zum Knöchel soll gerade sein. Beurteilen lässt sich das sowohl in der Sicht von vorne (der Fuß folgt in der gleichen Ebene wie der Unterschenkel) als auch von der Seite (der Fuß steht im rechten Winkel zum Unterschenkel, und die Sohle ist nicht zu sehen; ■ Abb. 16.19a); diese Einstellungen lassen sich beim Erwachsenen leicht nachvollziehen. Sollte der Knöchel seitlich wie ein sog. Klumpfuß wegkippen, kann das ein Hinweis auf ein Problem im Bereich der Wirbelsäule sein. Deshalb ist es wichtig, auch auf das Gelenk zwischen Unterschenkel und Fuß zu achten. Ein Klumpfuß, der isoliert ohne weitere Auffälligkeiten auftritt, ist meist nach der Geburt relativ leicht zu korrigieren und kein Grund zu übertriebener Sorge (Außenstehende haben leicht reden bzw. schreiben …).

16

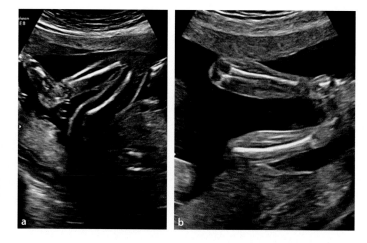

◘ **Abb. 16.19**   a Unterschenkel und Fuß von der Seite gesehen, **b** Unterarme, die Elle ist länger als die Speiche

Bei den Armen werden Elle und Speiche untersucht, auch wenn das, wie gesagt, in der Frühschwangerschaft etwas einfacher ist. Vor allem die Finger sind nun oft nur sehr mühsam, wenn überhaupt, deutlich darstellbar. Die Elle ist, wegen der Verlängerung zum Ellbogen, länger als die Speiche (◘ Abb. 16.19b). Dieses Merkmal ist hilfreich als Unterscheidung zum Unterschenkel. Besonders aktive Kinder »fuchteln« manchmal mit Armen und Beinen vor ihrem Körper so hurtig herum, dass die Differenzierung »was ist was« mitunter schwerfällt.

Ein Organscreening hat also »Hand und Fuß« (◘ Abb. 16.20).

Beim Untersuchen der Arme und Beine werden auch die Kindesbewegungen nochmals untersucht und dokumentiert.

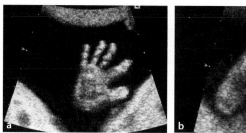
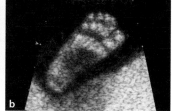

◘ **Abb. 16.20**   Blick auf eine kindliche Handfläche (**a**) und Fußsohle (**b**)

■ **Durchblutung der Gebärmutter**

Zwischen der 18. und der 26. SSW ändert sich die Art des Blutflusses in den beiden Gefäßen, die vom mütterlichen Kreislaufsystem zur Gebärmutter ziehen. Die Gebärmutter wird auch Uterus genannt, die Gefäße heißen daher linke und rechte Arteria uterina (◘ Abb. 16.21)

und verlaufen jeweils seitlich an der Gebärmutter. Der Blutfluss ändert sich deshalb, weil bestimmte Zellen in die Wand des Gefäßes einwandern und diese Wand verändern.

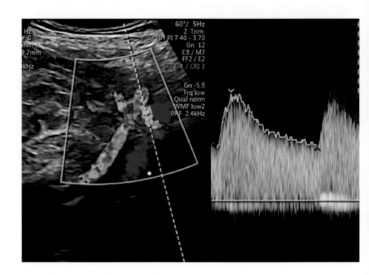

◻ **Abb. 16.21**   Normale Durchblutung einer Gebärmutterarterie beim Organscreening

Zunächst ist die Gefäßwand relativ elastisch, d. h., bei jedem Herzschlag, durch den das Blut »wellenförmig« durch die Arterien und damit auch dieses Gefäß pulsiert, dehnt sich die Wand ein bisschen, und beim Zusammenziehen danach gibt es für den Blutfluss einen zusätzlichen »Kick«. Dadurch geht zwar etwas von der Fließenergie verloren, der Mechanismus ist aber für einen kontinuierlichen Blutfluss recht praktisch. In der Körperhautschlagader (Aorta) ist der Mechanismus übrigens auch beim Erwachsenen besonders ausgeprägt und wird bei jedem Pulsschlag in dieser Weise angewandt, zumindest so lange, bis – hoffentlich erst im hohen Alter – die Verkalkung der Gefäßwand einsetzt.

Da der Blutbedarf der Gebärmutter mit zunehmender Schwangerschaft wächst, wird die Gefäßwand durch die o. g. Einwanderung von Zellen so umgebaut, dass das Gefäß immer starrer und weniger elastisch wird. Dadurch kann mehr Blut schneller und ohne Geschwindigkeitsverlust durchgepumpt werden. Nach der Geburt bildet sich dieses Phänomen bei der Mutter wieder zurück.

Wenn sich die Gebärmutterdurchblutung zur Zeit des Organscreenings noch nicht umgestellt hatte, kann das in der 26. SSW erneut kontrolliert werden. Sollte sie sich bis dahin noch immer nicht umgestellt haben, werden weitere Ultraschallkontrollen notwendig sein.

Bedeutung der verzögerten Umstellung der Gebärmutterdurchblutung

- Möglicherweise ist eine Verzögerung dieser Umstellung ein Warnzeichen dafür, dass die Mutter zu einem erhöhten Blutdruck in der Schwangerschaft, der sog. Präeklampsie, neigt. Das kann gefährlich für die Mutter sein. Im Regelfall wird sie weiter mit speziellen Blutuntersuchungen, engmaschigen Blutdruckkontrollen und regelmäßiger Überprüfung des Harns überwacht.
- Für das Kind könnte die Verzögerung eine Vorwarnung sein, dass der Mutterkuchen seine Aufgaben nicht ordnungsgemäß verrichtet. In diesem Fall wird sowohl das Wachstum als auch die Durchblutung des Kindes mittels Ultraschall in kurzen Intervallen überwacht. Genaueres zu diesen Überwachungen im 3. Trimester (▶ Kap. 17).
- Bei einem guten Teil der Fälle hat diese verzögerte Umstellung keine Auswirkungen auf Mutter und Kind, und die Schwangerschaft geht normal weiter!

Ultraschall im 3. Trimester

Ultraschall im 3. Trimester (von der 28. Schwangerschaftswoche bis zur Geburt)

© Springer-Verlag GmbH Deutschland 2017
M. Burger, *Unser Baby im Ultraschall*,
DOI 10.1007/978-3-662-53458-8_17

Im 3. Trimester steht die Überwachung des Wachstums und – falls notwendig – der Durchblutung des Kindes im Vordergrund. Falls alle Voruntersuchungen durchgeführt wurden, sollten gröbere Auffälligkeiten bei den Organen des Kindes bereits bekannt sein. Manchmal kann es vorkommen, dass Auffälligkeiten erst im 3. Trimester auftreten, aber das ist eher selten. Ein Grund dafür könnten Infektionen des Kindes sein.

Basis-Ultraschall 3. Trimester

Beim routinemäßigen Basis-Ultraschall im 3. Trimester werden beim Kind immer folgende Punkte untersucht:

> **Routinebestimmungen beim Ultraschall im 3. Trimester**
> - Lage des Kindes
> - Bewegungen und Herzaktion des Kindes
> - Lage und Aussehen der Plazenta
> - Fruchtwassermenge
> - Abmessungen des Kindes (Kopf, Bauch und Oberschenkel)
> - Länge des Gebärmutterhalses
> - Eventuell weitere Untersuchungen, z. B. Durchblutungsmessung des Kindes mittels Doppler-Ultraschall

Die Lage des Kindes, die Bewegungen, die Kontrolle der Herzaktion, die Länge des Gebärmutterhalses und die Messungen von Kopf, Bauch und Oberschenkel werden genauso durchgeführt und dokumentiert wie bei den vorhergehenden Untersuchungen.

■ **Der Mutterkuchen im 3. Trimester**

Plazenta

Schwangere sind beim Thema Mutterkuchen (Plazenta) erfahrungsgemäß sehr sensibel. Das ist nicht verwunderlich, da der Mutterkuchen ja sozusagen die direkte Versorgungseinheit des Kindes darstellt. Beim Mutterkuchen ändert sich im Verlauf der Schwangerschaft einiges, und manches davon könnte auch verunsichern.

Zunächst wächst der Mutterkuchen stark mit der Schwangerschaft mit. Er zieht sich, falls er in der Mitte der Schwangerschaft nahe oder über dem inneren Muttermund gelegen hatte, bis zum Anfang des 3. Trimesters mit dem Wachstum der Gebärmutter nach oben zurück. Um den Geburtstermin herum liegen nur noch 0,5% der Plazenten vor dem inneren Muttermund, in der Schwangerschaftsmitte waren es noch 6%. Bei einer Vorderwandplazenta fällt dieses Nach-oben-Ziehen stärker aus als bei einer Hinterwandplazenta. Die Dicke der Plazenta in Millimetern entspricht in etwa der Schwangerschaftswoche.

Reifegrade der Plazenta nach Grannum

Die Plazenta unterliegt im Verlauf der Schwangerschaft auch einer sog. Reifung. Die Reifegrade werden in vier Stadien nach Grannum (0–3) beschrieben. Inzwischen ist bekannt, dass diese Beschreibung alleine keinen Hinweis auf den Zustand des Kindes zulässt.

Merkmale der Reifegrade nach Grannum

- Grannum 0: Beschrieben wird eine unauffällige Plazenta, die im Ultraschall überall gleichmäßig grau erscheint (◻ Abb. 17.1a)
- Grannum 1: Es zeigen sich kleine weiße Stippchen in der Plazenta (◻ Abb. 17.1b)
- Grannum 2: Die Basis des Mutterkuchens, also das Plazentabett bei der Anhaftungsstelle zur Gebärmutter, wirkt ebenfalls nicht mehr grau oder schwarz, sondern bereits weiß (◻ Abb. 17.1c)
- Grannum 3: Es zeigen sich schollige weiße Areale (◻ Abb. 17.1d)

Dort wo sich dichteres Gewebe befindet, wird der Ultraschall stärker reflektiert, und ein solches Areal erscheint heller. Das gilt für Knochen, aber auch – wie in diesem Fall – für Verkalkungen. Die zunehmenden weißen Areale in ◻ Abb. 17.1 zeigen an, dass im Verlauf der Schwangerschaft die Verkalkung der Plazenta zunimmt.

Verkalkungen in der Plazenta

❯ Verkalkungen der Plazenta sind gegen Ende der Schwangerschaft normal und für das Kind in den meisten Fällen völlig ungefährlich.

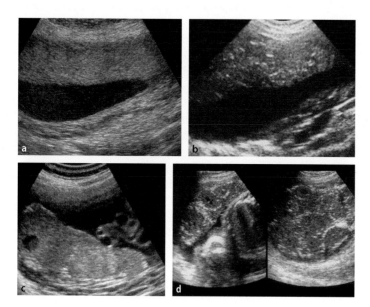

◻ **Abb. 17.1** **a** Unauffällige, graue Vorderwandplazenta (Grannum 0), **b** Vorderwandplazenta mit weißen Stippchen (Grannum 1), **c** Hinterwandplazenta mit weißen Linien an der Basis (Grannum 2), **d** Vorderwandplazenta mit scholligen weißen Arealen (Grannum 3)

Verständlicherweise sind werdende Eltern besonders nervös, wenn die Frauenärztin Plazentaverkalkungen mit dem Reifegrad Grannum 3 beschreibt. Dieser Befund kommt aber bei den meisten Schwangerschaften in den letzten Wochen vor der Geburt vor und bietet in den allermeisten Fällen keinen Grund zur Sorge.

Es wird angenommen, dass die zunehmende Verkalkung des Mutterkuchens einen zusätzlichen Impuls für den Beginn der Geburt gibt. Die Plazenta »meint« wahrscheinlich, sie hätte jetzt über viele Wochen ihre Schuldigkeit getan, könne langsam in Pension gehen und immer weniger arbeiten. Für die Schwangere klingt das jedoch nicht wirklich beruhigend. Sicherheitshalber wird bei Plazentaveränderungen eine Doppler-Untersuchung der Blutgefäße des Kindes durchgeführt. Wenn diese Werte in Ordnung sind, geht es dem Kind in der Gebärmutter gut, und alle außerhalb der Gebärmutter müssen sich nicht mehr sorgen.

Mittlerweile weiß man auch, dass für die Versorgung des Kindes ungefähr ein Drittel des vorhandenen Plazentagewebes bzw. -volumens ausreichen würde. Das System Mutterkuchen-Kind arbeitet also mit viel Reservepotenzial.

■   **Fruchtwasser im 3. Trimester**

Ebenso wie der Mutterkuchen durchläuft auch die Fruchtwassermenge im Verlauf der Schwangerschaft Veränderungen. Das Fruchtwasser wird von der inneren Eihaut der Fruchtblase gebildet. Diese Haut wird auch Amnion genannt, weshalb das Fruchtwasser als Amnionflüssigkeit bezeichnet werden kann; falls während der Geburt die Fruchtblase eröffnet werden muss, spricht das Personal im Kreißsaal von einer Amniotomie.

Fruchtwassermenge   Im 1. Trimester beträgt die Fruchtwassermenge ca. 30 ml, im 2. Trimester ungefähr 400 ml, um die 34. SSW etwa 1 l, um dann bis zur Geburt wieder etwas weniger zu werden.

Das Kind trinkt am Ende der Schwangerschaft bis zu 400 ml Fruchtwasser am Tag. Über den Darm und den Blutkreislauf kommt die Flüssigkeit zu den Nieren und wird dort über die Harnblase wieder in die Fruchthöhle abgegeben.

Das Fruchtwasser fördert die Entwicklung der Organe. Das Kind »atmet« auch Fruchtwasser ein, das ist wichtig für die Entwicklung der Lungen. Außerdem schützt das Fruchtwasser das Kind in der Gebärmutter wie ein perfekter – wenn auch flüssigkeitsgefüllter – Airbag vor Stößen, und es hilft dem kindlichen Köpfchen, bei der Geburt den inneren Muttermund zu dehnen. Die Menge des Fruchtwassers ist also wichtig!

Früher wurde als Bewertungsmethode aus den Messungen von 4 Quadranten (Arealen links und rechts jeweils oben und unten) der Fruchtwasserindex ermittelt. Das hat sich allerdings als zu ungenau und auch zu umständlich erwiesen. Nun wird das größte im Ultraschall darstellbare Fruchtwasserdepot, auch *single deepest pocket* (SDP) genannt, gemessen. Wenn die Größe dieses Fruchtwasserareals zwischen 2 cm und ungefähr 8 cm liegt, ist anzunehmen, dass die Fruchtwassermenge normal ist. Diese Faustregel gilt weitgehend unabhängig von der Schwangerschaftswoche.

Falls zu viel Fruchtwasser festgestellt wird (Polyhydramnion), könnte das ein Hinweis sein, dass das Kind Schwierigkeiten beim Trinken und Schlucken hat. Sollte zu wenig Fruchtwasser nachweisbar sein (Oligo- oder Anhydramnion), werden die kindlichen Nieren bezüglich der Harnproduktion nochmals genau untersucht. Allerdings gibt es noch viele andere Gründe für relativ viel oder eher wenig Fruchtwasser. Dabei ist stets zu bedenken, dass die Menge des Fruchtwassers auch gegen Ende einer normalen Schwangerschaft immer etwas abnimmt!

■ **Doppler-Ultraschall-Untersuchung im 3. Trimester**
Mithilfe des Doppler-Ultraschalls können der Kreislaufzustand des Kindes und die Blutflussverhältnisse recht gut eingeschätzt werden.

Grob gesagt, gibt es zwei wichtige große Bereiche der kindlichen Blutversorgung: der innere Bereich des Körpers, zu dem die lebenswichtigen Organe wie Gehirn, Herz, Leber oder Nieren gehören, und der äußere Bereich mit u. a. den Beinen und Armen. Der innere Anteil wird als zentral, der äußere als peripher bezeichnet.

Blutkreislauf

Wie beim Erwachsenen ist beim ungeborenen Kind eigentlich zu wenig Blut vorhanden, um den ganzen Körper gleichmäßig zu versorgen. Der Körper muss immer wieder »entscheiden«, wohin er den Hauptanteil des Blutes leitet und wo gerade weniger Blut gebraucht wird. Nach einem üppigen Essen wird viel Blut im Magen-Darm-Trakt benötigt, daher wird der Mensch müde sein und vermutlich Schwierigkeiten haben, sich voll zu konzentrieren (Blut würde dann im Gehirn gebraucht) oder Sport zu treiben (mehr Blut sollte dabei in die Muskeln gelangen). Umgekehrt wird er, wenn beim Sport der Bereich der Muskeln stark durchblutet ist, nur leichte Kost vertragen. Sollte er sich nicht daran halten und den Körper überfordern, könnte sich dieser mit einem Kreislaufkollaps revanchieren. Der Körper leitet bei einem Kreislaufkollaps irrtümlicherweise überall Blut hin, es steht aber nicht genug für alle Körperregionen zur Verfügung, d. h., es gibt überall relativ zu wenig Blut, und das System bricht, zumindest kurzfristig, zusammen.

Schock   Eine Schockreaktion im medizinischen Sinn – z. B. nach einem Unfall – ist eine sinnvolle Schutzreaktion des Kreislaufs. Diese Reaktion kann auch nach einem Kreislaufkollaps eingeleitet werden. Das Blut wird aus den äußeren Bereichen des Körpers abgezogen und zur Versorgung der lebenswichtigen Organe im inneren Bereich verwendet. Ein Erwachsener im Schock ist blass, er hat einen schwach fühlbaren Puls

Kreislaufschock

und ist kaltschweißig – alles das sind Symptome dafür, dass das Blut von den äußeren (peripheren) Körperregionen wie Haut, Arme oder Beine in das wichtige Körperzentrum umgeleitet wird.

Ähnlich ist das Prinzip auch beim ungeborenen Kind: Sehr vereinfacht beschrieben, braucht das Kind einen Großteil seiner Energie, um zu wachsen. Die meisten zentralen Organe wie das Gehirn oder die Leber und Nieren werden noch nicht sehr intensiv beansprucht; das Kind muss ja noch nicht viel selbst denken, und der Großteil der Entgiftung findet hoffentlich schon im mütterlichen Kreislauf statt.

Doppler-Untersuchung

Im Doppler-Ultraschall zeigt sich das in der Blutflusskurve. In den Hirngefäßen, also einem zentralen Anteil des Körpers, ist zum Zeitpunkt der Anspannung des Herzmuskels (bei der Kontraktion in der sog. Systole) ein rascher und steiler Anstieg der Fließgeschwindigkeit des Blutes zu beobachten, in der Entspannungsphase des Herzens (Diastole) erfolgt ein steiler Abfall mit sehr wenig Blutfluss (◘ Abb. 17.2). Am leichtesten ist die Durchblutung im zentralen Anteil in der mittleren Gehirnarterie, der Arteria cerebi media, zu messen.

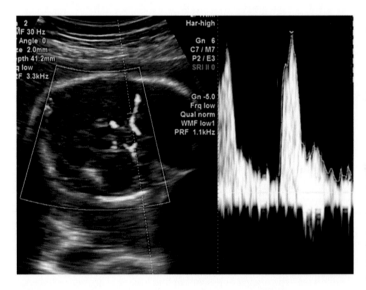

◘ **Abb. 17.2**   Normale Durchblutung im Gehirn mit hohem Blutfluss in der Anspannungsphase des Herzens (Systole) und geringem Blutfluss in der Entspannungsphase (Diastole)

Die Durchblutung im äußeren (peripheren) Anteil wird in der Nabelschnurarterie gemessen, das ist technisch meist am einfachsten. Hier ist der Anstieg der Fließgeschwindigkeit des Blutes in der Anspannungsphase des Herzens nicht so groß wie im Gehirn, und in der Entspannungsphase fließt noch immer reichlich Blut durch die Gefäße. Dadurch ergibt sich in der Blutflusskurve ein typisches Sägezahn-Muster (◘ Abb. 17.3).

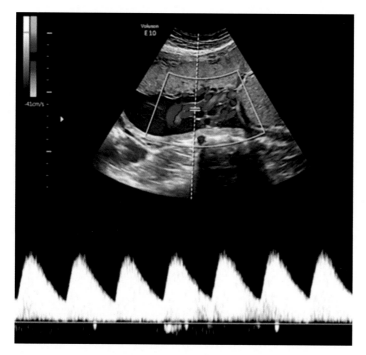

Abb. 17.3   Normale Durchblutung in der Nabelschnur

Insgesamt ist also die transportierte Blutmenge in der »Peripherie« im Normalfall größer als in der »Zentrale«.

Neben der Durchblutung von Gehirn und Nabelschnur gibt es noch einige andere aussagekräftige Gefäße, die im Bedarfsfall ebenfalls gemessen und für die Beurteilung des kindlichen Zustands herangezogen werden.

Sollte es zu einer Situation kommen, in der das Kind gestresst ist, wird es versuchen, die lebenswichtigen Organe zu schützen und besser zu durchbluten sowie die Durchblutung der peripheren Körperteile wie z. B. Arme und Beine »auf Sparflamme« zu stellen. Auch bei einer länger andauernden Minderversorgung des Kindes wird der Kreislauf derart umgestellt, dass das Wachstum als weniger wichtig »eingeschätzt« wird wie die Aufrechterhaltung der Durchblutung von Gehirn, Herz, Leber und Nieren.

Aufgrund dieses Mechanismus kann eine Untersucherin gut einschätzen, ob das Kind in einer Stresssituation ist oder nicht. Gelingt dem Kind das Umschichten der Blutmenge, wie für solche Gelegenheiten vorgesehen, geht es dem Kind (noch) gut. Erst wenn dieser Anpassungsmechanismus nach einiger Zeit nicht mehr funktioniert, wird das Kind gefährdet – wie bei einem Kreislaufkollaps eines Erwachsenen, den er nicht mehr kompensieren kann.

> ❯ Erfreulicherweise blickt die Doppler-Untersuchung ungefähr
> 2–3 Wochen in die Zukunft. Das bedeutet, dass – wenn sonst
> alles in Ordnung zu sein scheint – bei unauffälligen Kreislauf-
> verhältnissen wöchentliche Kontrollen genügen.

■ **Ist das Kind »zu klein« oder nur »zart«?**

Zarte Kinder – SGA

Ein weiterer Anwendungsbereich für den Doppler-Ultraschall besteht
bei Kindern, deren Messwerte von Kopf, Bauch und Oberschenkel
geringer sind als erwartet. Hier lässt sich im Ultraschall gut unterscheiden, ob das Kind nur zart ist (ein Blick auf die Größe und Statur
der Eltern hilft bei der Beurteilung) oder ob es unterversorgt ist und
eigentlich mehr wachsen könnte. In der Doppler-Untersuchung wird
ein zartes Kind unauffällige Blutflusswerte aufweisen und nur etwas
unterhalb der durchschnittlichen Gewichtslinie weiterwachsen. Dem
Kind geht es bestens, es ist eben nur zarter, als die Normkurven es gerne
hätten. Ein solches Kind wird als *small for gestational age* (SGA) bezeichnet, es ist also zarter, als es dem Schwangerschaftsalter entspricht. Das
wäre der harmlose Fall.

(Zu) kleine Kinder – IUGR

Heikler ist der Fall, in dem das Kind mehr wachsen könnte, aber
durch eine Minderversorgung irgendeiner Art daran gehindert wird.
Diese Kinder sind unter Stress und werden, wie oben beschrieben,
versuchen, ihr Blut bei den lebenswichtigen Organen zu konzentrieren. Diese Kinder werden mit *intrauterine growth restriction* (IUGR)
bezeichnet, sie sind also in der Gebärmutter in ihrem Wachstum
eingeschränkt.

Ein früherer Begriff verwendete anstatt *restriction* (Einschränkung)
den Ausdruck *retardation* (Verlangsamung). Da dieser aber nur eine
Verlangsamung beschreibt und nicht die tatsächliche Hinderung am
möglichen Wachstum, wurde er ersetzt.

> ❯ Es ist also nicht gleich ein Grund zur Beunruhigung, wenn die
> Frauenärztin die Begriffe »zu klein« oder »zu groß« verwendet –
> wahrscheinlich meint sie »zarter« und »besser genährt« oder
> »kräftiger« als der Durchschnitt. »Zarter« und »kräftiger« haben
> nichts Gefährliches an sich; Bezeichnungen wie »zu klein« oder
> »zu groß« weisen auf Probleme hin und sollten nur in diesem
> Fall verwendet werden.

■ **Ultraschall um den Geburtstermin**

Laut Weltgesundheitsorganisation (WHO) werden Geburten zwischen
37+0 und 41+6 als *born on term* – also Geburt am Termin – bezeichnet.
Das ist ein Zeitraum von 5 Wochen. In ▶ Kap. 9 wurde erklärt, dass der
voraussichtliche Geburtstermin und damit das Alter des Kindes bereits
am Anfang der Schwangerschaft festgelegt werden. Der Ultraschall hat
also gegen Ende der Schwangerschaft keinen Nutzen für die Bestimmung des Geburtszeitpunkts.

Beinahe alle Fragestellungen gegen Ende der Schwangerschaft, die
Mutter und Kind betreffen, können ohne Ultraschall vom Personal der

17

geburtshilflichen Abteilungen beantwortet werden. Der Ultraschall hat zu diesem Zeitpunkt seine Hauptaufgaben in der Schwangerschaft bereits erfüllt.

Doppler-Ultraschall um den Geburtstermin zur Kontrolle des kindlichen Zustands wird von den allermeisten Experten nicht empfohlen, da sich beim Kreislauf des Kindes der sog. Termineffekt zeigt und sich die Normwertkurven für die Durchblutung deutlich verändern. Dadurch kann meist keine klare Aussage mehr getroffen werden, und es gibt zuverlässigere Untersuchungsmethoden und Parameter.

Einen Nutzen kann der Ultraschall noch bringen, wenn die Lage eines Kindes in der Gebärmutter, besonders bei Zwillingen, nicht eindeutig ist. Hier lässt sich mit wenig Aufwand in kürzester Zeit viel Information gewinnen.

Ansonsten können sich alle Beteiligten zu diesem Zeitpunkt schon darauf freuen, das Kind nicht mehr nur als grobpixeligen Schwarz-Weiß-Ausdruck auf empfindlichen Thermopapier zu sehen, sondern es »live« zu bewundern und zu spüren! Jetzt geht das Abenteuer also richtig los …